近想遠望

Ⅳ

我以外皆我師

―ある脳外科医の
自然と人間の絆―

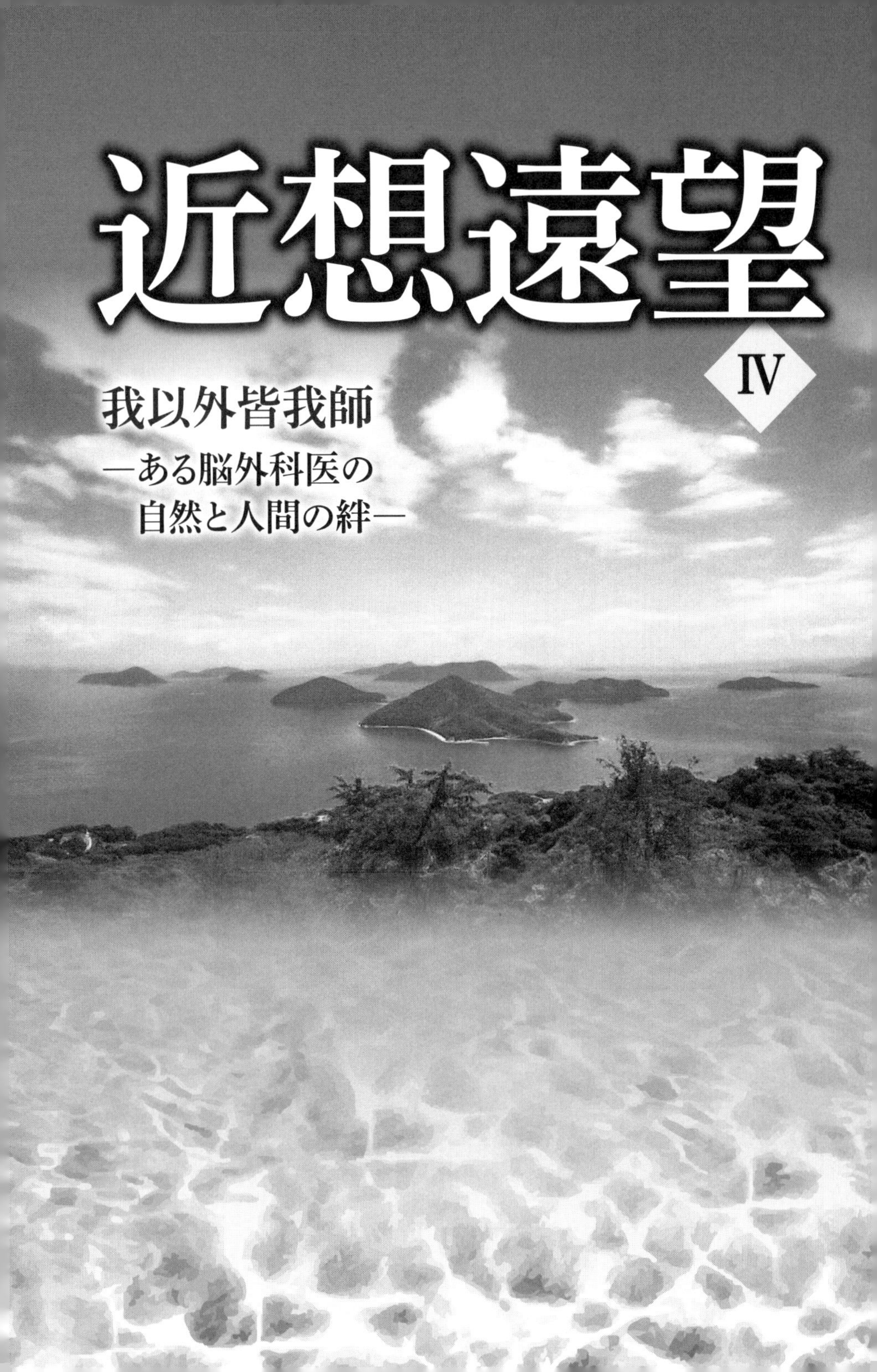

目　次

はじめに　1
第一章　大自然は人を育てる　3
第二章　花への愛情は心に慈愛を育む　7
第三章　動物愛で命を見つめる　11
第四章　小中高校・大学生時代のほろ苦い思い出　15
第五章　私に気付きを与えていただいた大先輩の方々　20

一．川村　隆氏　21
二．福武總一郎氏・北川フラム氏　23
三．末松　安晴氏　26
四．ジュリアン・ホフ　ミシガン大学教授　27
―第六章―　患者さんはお師匠さんです　30
―第七章―　若い時に海外留学を勧めます　36
―第八章―　臨床の現場を振り返り今思う事と後輩へのアドバイス　40
―第九章―　医師の働き方改革と少しの変革の提言　43
―第十章―　全く医療を離れ、心を「空」にする時間も必要です　そして再び「死」について　50

―第十一章― 高齢者になって見えてきた事 53
―第十二章― 四国遍路旅に想うこと 58
―第十三章― 未だ心に残る忘れえぬ風景 65
おわりに 68
あとがき・謝辞 70

はじめに

八十二歳になり、同輩たちが次第に去ってゆく年頃を迎え、無性に子供の頃からの様々な記憶が蘇ってきました。

人は生活環境、社会経験と関与した人々によって育てられるといいます。今ある自分も、過去の記憶や経験、そして努力して獲得した能力の中で生きてきたのであって、これからお迎えが来るまでその生きざまは変わらないと思います。

医療を志し脳神経外科の分野で、岡山大学、香川医科大学（現香川大学医学部）、JA香川厚生連、香川大学の運営、そして三十代には米国シカゴの病院に勤務し、今思うと比較的に少ない楽しい幸せな時間以外は、苦労、挫折、悔悟の時間だったと思います。しかし苦労や苦しみが強いだけ、それを突破できた時の喜びは数倍大きく、力と勇気を与えてくれるとも考えられます。

多くの苦難を振り返り、苦しかったがやりがいや、ちょっぴり幸せをかみ締めた人生を過ごさせていただいたと、つくづく家族をはじめ絆に結ばれた諸氏・関係者のご助力に頭を垂れるのです。

作家　吉川英治氏の座右の銘は「会う人、出会うもの、すべてわが師なり」です。自分以外の人、ものや事象が全て自分に足らざるものを教えてくれる、その様な謙虚な心持で生活することで、人は良く磨かれていくと説いています。著書「宮本武蔵」の中でも「我以外皆我師也」と書かれています。

私の人生を振り返っても、挫折や窮地に陥った時に、皆さんに適切なアドバイスやご助力をいただき、数えきれないほど私の進む指針を示されました。むしろその連続の人生であったと今更ながら、生かされた時間であったと思うのです。生きてきた間の様々な自然の出来事や私に勇気を与えていただいた方々からの多様な気づきについて述べてみたいと思います。

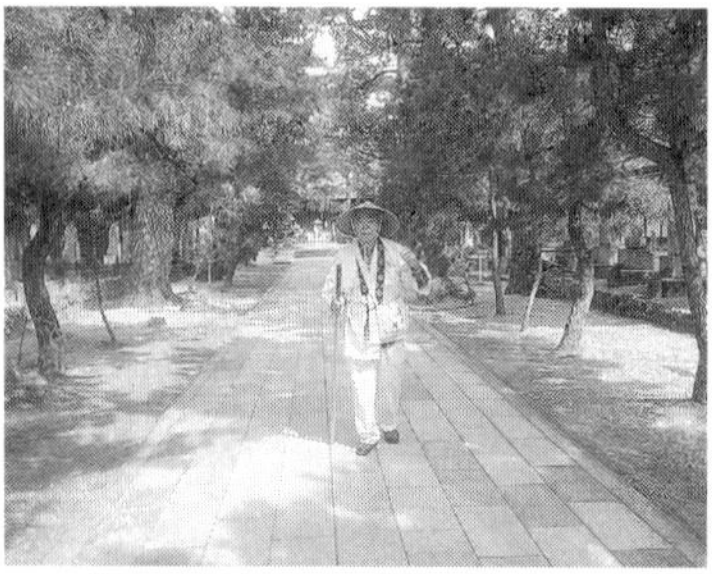

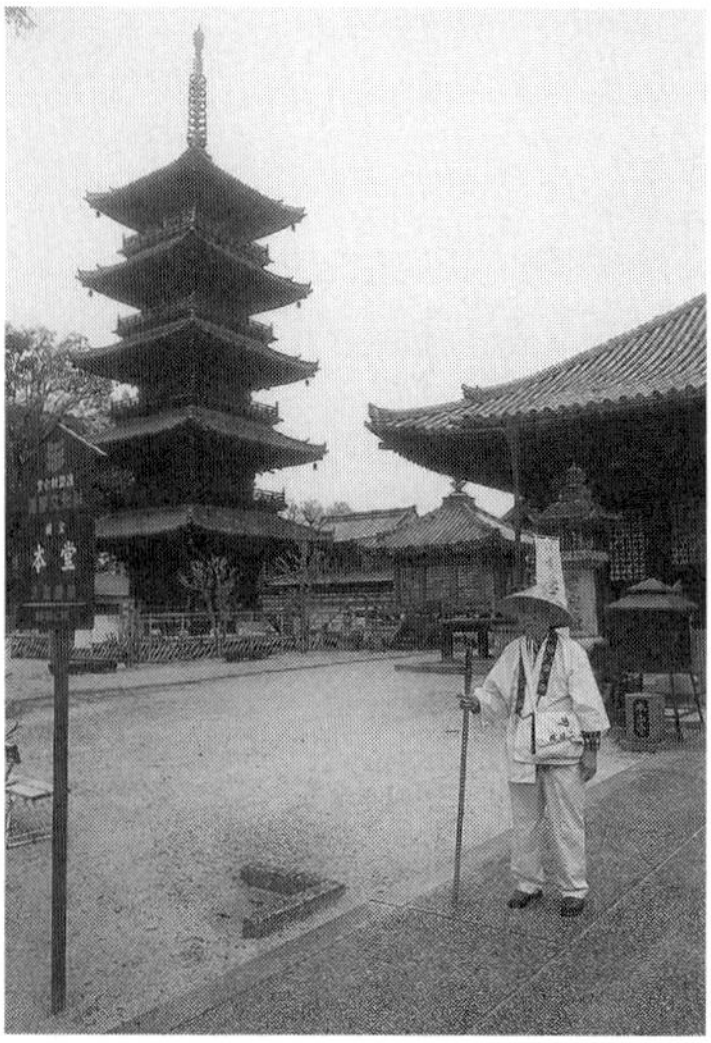

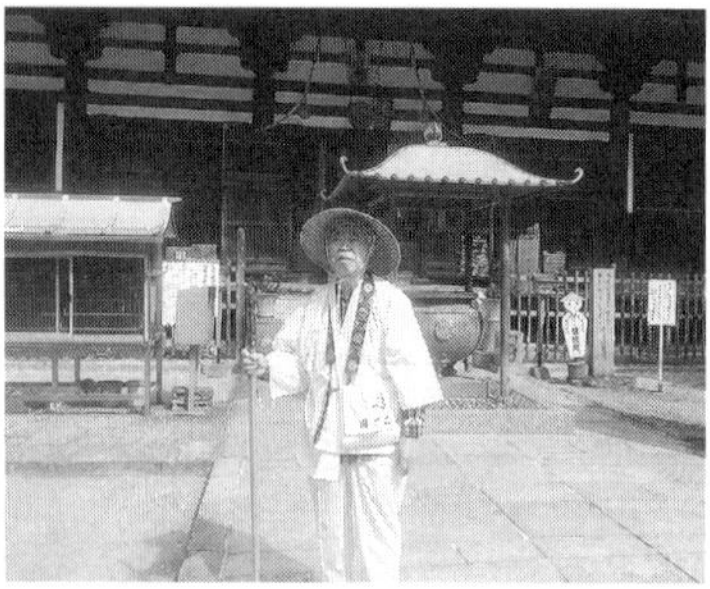

私の遍路姿

第一章　大自然は人を育てる

日本の国土の六十七％は山林や山岳地であり、我々の営みは残り三分の一の土地でなされているのです。戦後引き揚げ船から見た方々の殆どが、「日本がこんなに緑豊かな国土であったか」との述懐は有名な話です。

私の成長過程で、自然とのかかわり合いを除いて話は出来ません。「自然又我師也」なのです。

ある時、国宝の島として有名な愛媛県大三島大山祇神社を訪れ、樹齢二千六百年のご神木「楠」を拝見しました。この樹齢で青々とした枝葉を天に向かって伸ばした姿に、人間の過去の営みに比して、生命力に満ちた自然の偉大さを改めて思い知らされました。この「楠」の木は、平然としてはるか昔の戦国時代から現在に至るまで人間の醜い争いの歴史を見つめ、そして将来に向けて更に生命を繋いでいこうとしているのでした。自身の八十年の人生は、この木の寿命の何分の一にも満たないのです。私が天に召された後も「楠」の木は、何代もの後輩の人生を横目で見ることになるでしょう。

自然の生命力は強くそして逞しく、私どもが必死で生きてきた時間を心の片隅にも置かず平然と時を過ごしているのです。人の一生は何と短く儚いものでしょうか。この様な感覚は、四国遍路旅をしていて幾度となく感じてきたものですが、特に徳島県太龍寺の杉の大木に覆われた大師堂への道でも、小さい自分を思い知らされたものでした。然し人類歴史のほんの一部分でも、この大自然の中で生きた証を何か残したいと、必死で弘法大師様のお教えに近づこうと心から念じたのでした。ある意味では悠久の時間の流れの中で、自分の生きた証を残そうともがいているのが人間なのかもしれません。人が子孫を残し、後輩に知識や技術を伝授し、社会組織の歯車の一つとして進展させ、その結果よりよい社会へと目指しているのも一つの証左ではないでしょうか。

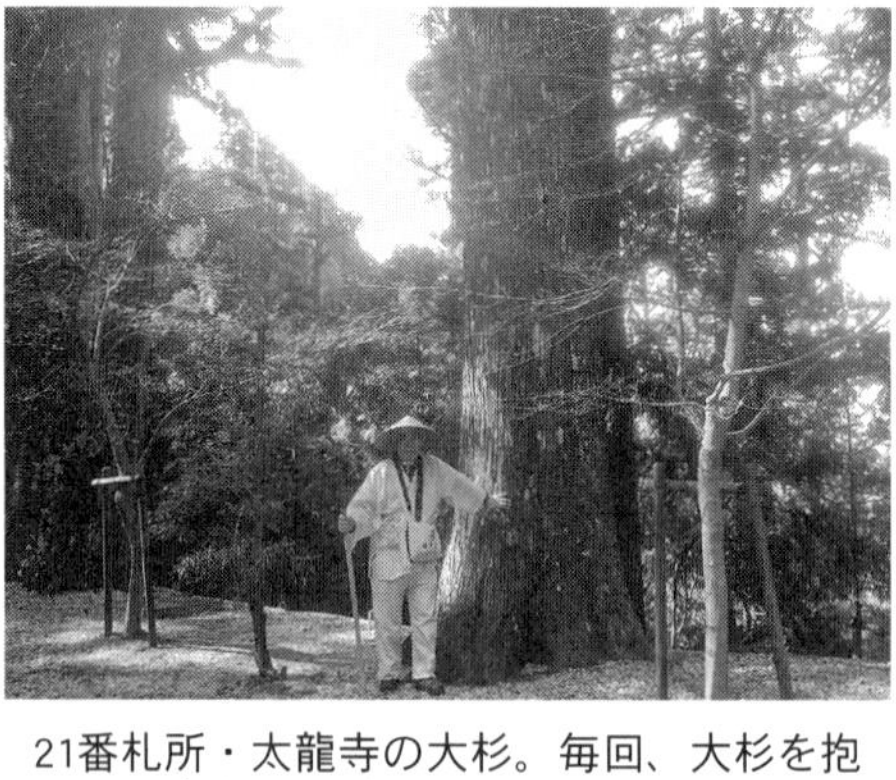
21番札所・太龍寺の大杉。毎回、大杉を抱き肌で命をいただく

私自身が自然の力を実感したお話をしましょう。

海を見るたびに自然の脅威を思い出します。大潮になりますと干潮で普段は近づけない遠く沖の砂浜まで渡ることができて、そこでは大きなアサリ、タコなどが多く取れました。小学校低学年の時に夢中で、少し小高くなっていた沖で採取していたのですが、潮が急に上げ潮になり物凄い勢いで足元が見えなくなるほどの高さになりました。周囲を見渡すと今までいた人たちは、はるか遠くの海岸に退避しており、大声で「早く帰ってこい」と言っているのですが、潮の流れに足を取られてみるみる私は広い海原に取り残されました。その時の孤独感や絶望感は生まれて初めてのものでした。

結果的には、大人に救出されたのですが、その時の潮流の音や流れの激しさ強さ、そして自然に対する恐怖感をはっきり覚えています。子供心に自然の圧倒的な力と、人の無力さを感じたのでした。

昭和二十一年に発生した昭和南海地震では、家全体が崩壊するような梁の軋みの音と共に大きな揺れで、恐ろしさの為に家族一緒に家から飛び出し、布団をかぶってじっと地震が収まるのを待っていました。四歳の時です。幸いにも家全体の崩壊には至らず、屋根瓦の損壊や庭の灯篭の転倒くらいで大きな被害はありませんでした。然しその時に聞いた大地のゴーという音

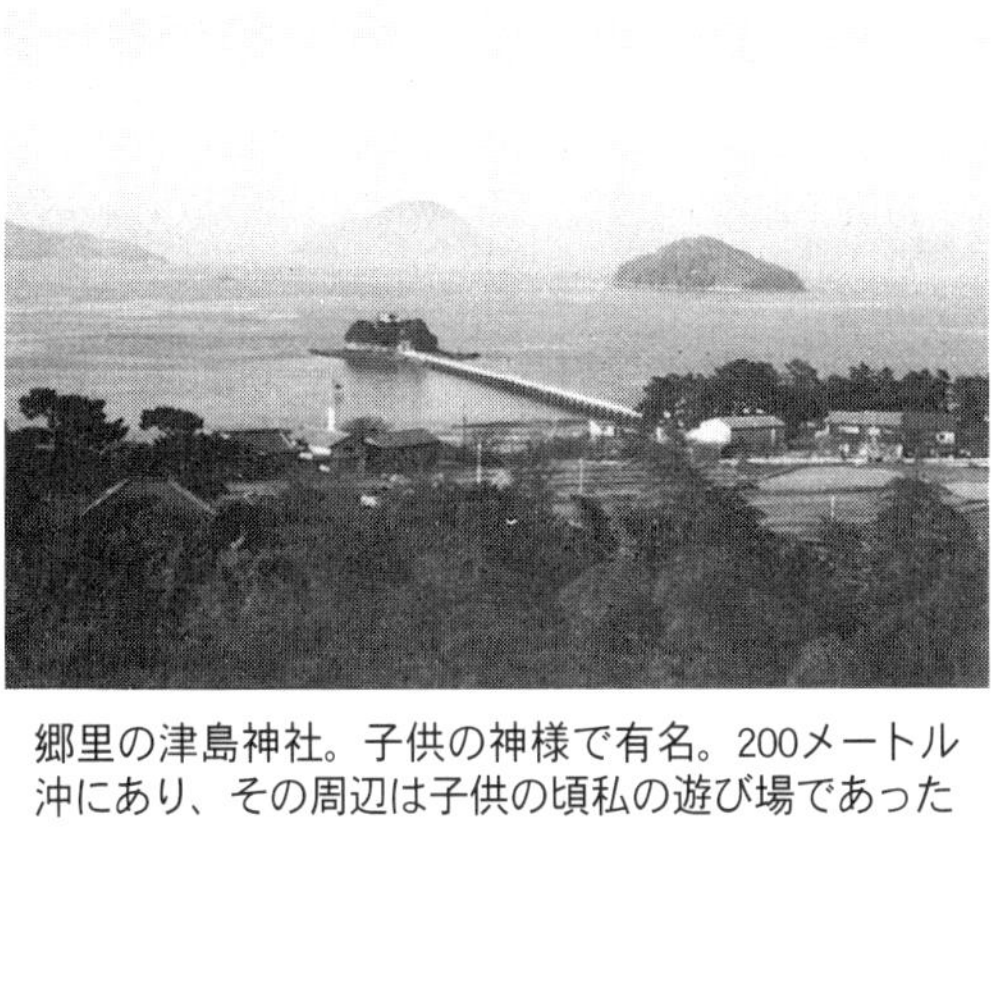

郷里の津島神社。子供の神様で有名。200メートル沖にあり、その周辺は子供の頃私の遊び場であった

と大きな揺れは、今でもはっきり覚えています。子供心にも人力ではどうしようもない自然の力が、はっきり心の中にきざみこまれました。

日本列島はほぼ全体が地震多発帯上に位置して、東日本大震災や能登半島大地震など震災・津波や噴火の被害を受けていることはご存じのとおりです。一説によるとフィリピンプレートと太平洋プレートのずれ（沈み込み）によるものとされていますが、その様な地勢の上で生活する日本人の一人として、大災害に至らないよう神に祈るほかはない、どうしようもない運命共同体なのです。限られた時間で、自分の仕事が一つでも多く後世に残り、後進を鼓舞することを願うばかりです。

地球温暖化を原因の一つとする、干ばつ・水不足・局地的豪雨・巨大台風・水害・氷河の融解による海面上昇、そしてそれらの自然災害を原因とする生態系の激変など、我々が常に心に留めておくべき事象が世界中で頻発しています。自然は人々に、現状のままでは人類は将来悲惨な状況になると警鐘を鳴らし続けているように思えて仕方がないのです。我々の住む地球が今以上に危険な状況にならないように、人が出来ることを一から始めなくてはならないのです。自然（師）はそう教えています。

我々の生活基盤を支えている自然を常時心に想い、愛し生かされていることを寸時も忘れてはならないと思います。

第二章　花への愛情は心に慈愛を育む

私の祖母は屋敷内で四季それぞれの花を育てていたため、道ゆくお遍路さんや近所の人々が、花を愛で世間話をしようと訪れていました。

特に牡丹の花は毎年美しく咲き乱れ、子供心にもきれいだなーとその時期を楽しみにしていました。花の名を挙げればきりがないのですが、モンペさんを着て、一日中花畑の中で花を愛でつつ手入れをしていた元気な祖母の姿が蘇ります。私が比較的多くの花の名前を憶えているのも、その影響なのです。

祖母は口癖のように花に声をかけ、細かいところまで手入れをしていたようです。その他、屋敷内には見事なつつじの大木があり（いまだ健在）、赤と

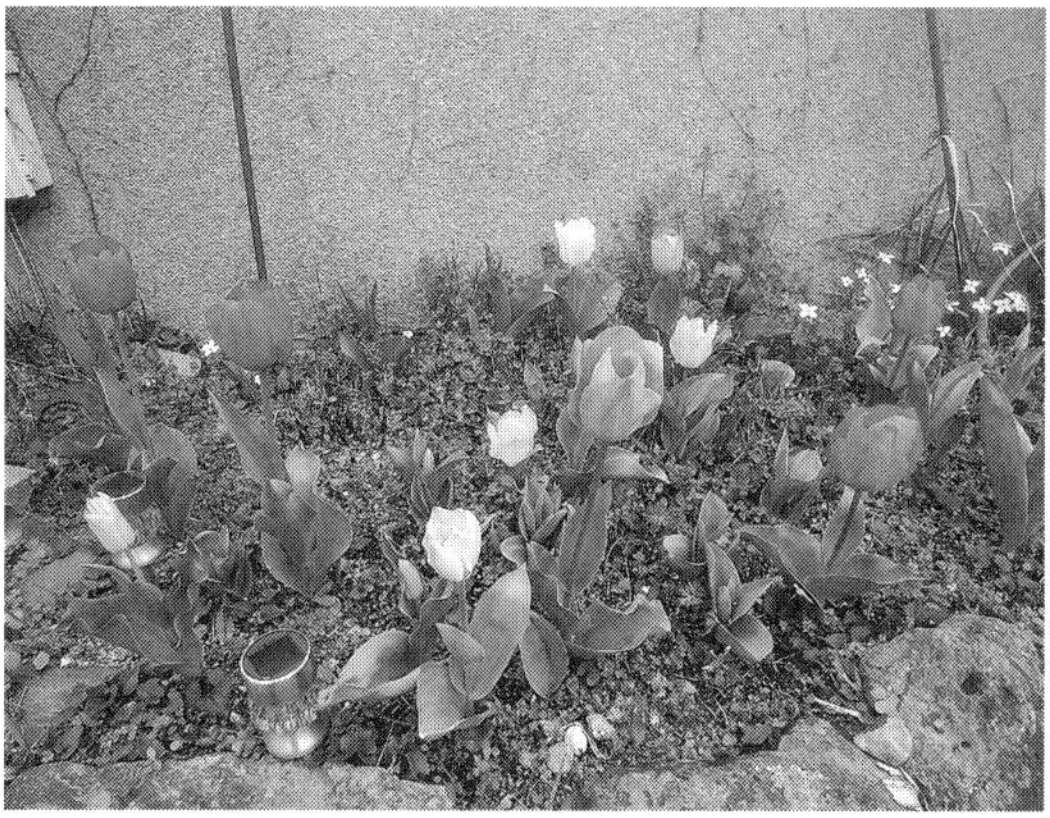

家で育てた花々

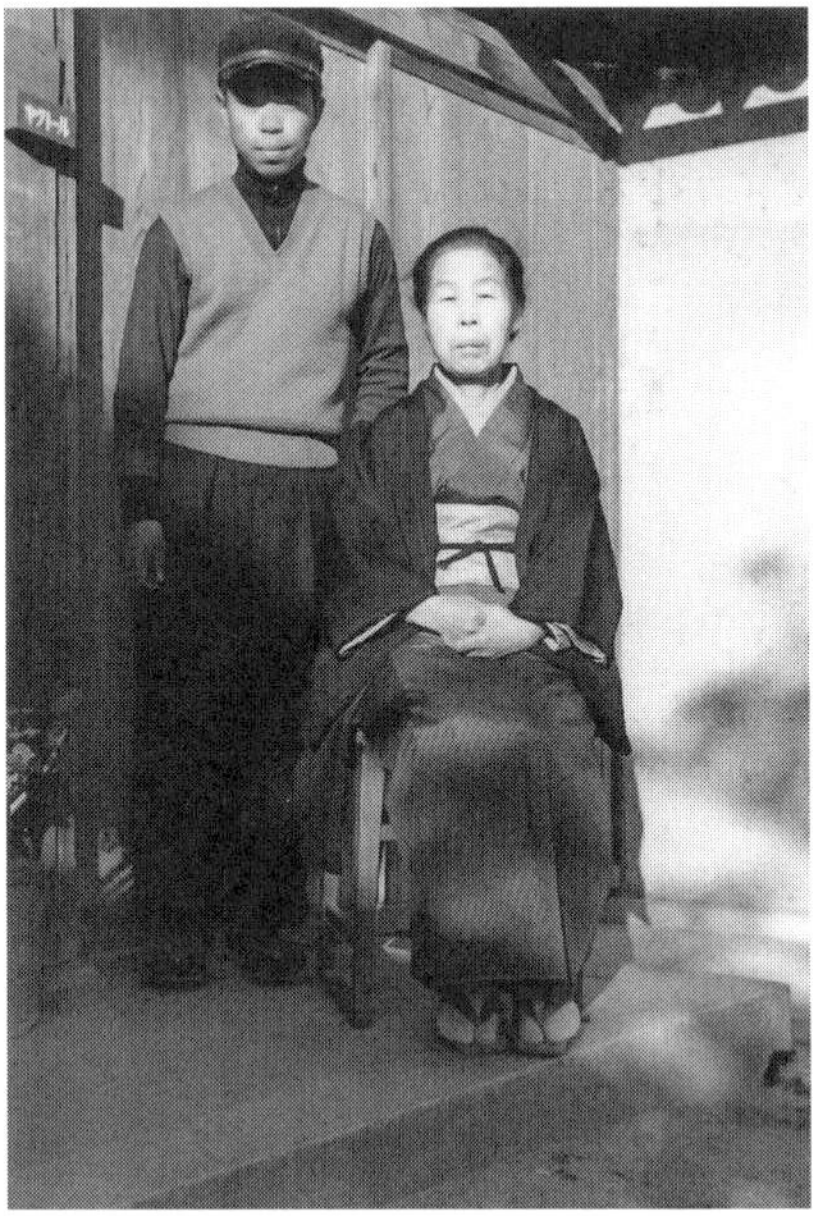
祖母と私

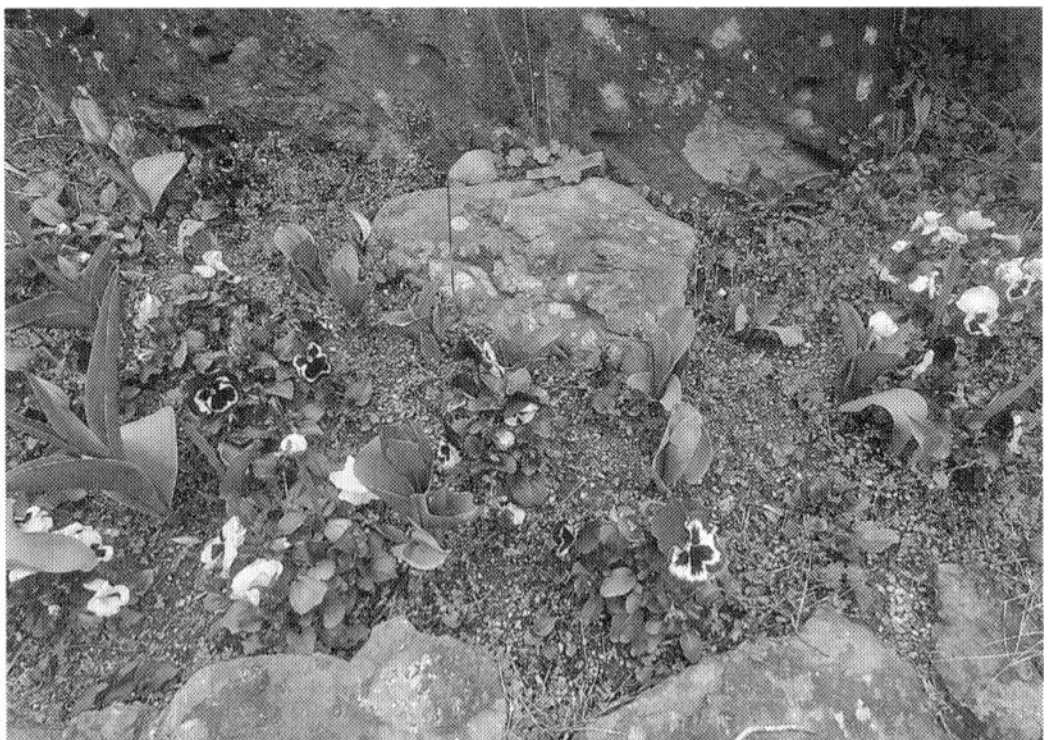
小さな花壇

白の混じった椿も見事でしたし、大きな金木犀の花の香は近隣にもとどき、皆がほっと息抜きをしているような雰囲気を醸し出していました。その影響か、私は金木犀の花の香が大好きで、後年たまたま学長室のすぐ下にあるその木から香が漂うと、窓を開け胸いっぱいに香を楽しみ、在りし日の祖母と昔の家族との生活に思いを馳せたものでした。

私の子供の頃は、家々にカンナ、ダリヤ、撫子、葉ゲイトウ、松葉草などが植えられており、家人がよく手入れしていたようでした。

何故何十年も前の、祖母の花への愛を懐かしく思い出したか、お話ししましょう。

ある患者さんが医師から「余命いくばくもない〝がん〟」と宣告された時の心情を綴っていました。

思いがけないショックで立つのもやっとの状態で病院を後にした時、今まで見た街の光景が以前と全く異なり、明るく光り輝いて見えたと述べています。その後が重要で、路傍に普段は全く気に掛けない名もない小さな花が咲いていて、愛おしさのあまり思わず顔を近づけて頬にあて、人に言えない自分の運命をそっと告げ、「長生きするのだよ」と声をかけたという事でした。祖母が花にかけた愛情と何か通ずる、自然に優しい心根を感じます。

私には悲嘆にくれた方が、自然の中で生かされている自身に、光明が差し込むように気づく心の変化が良く分かるような気がいたします。

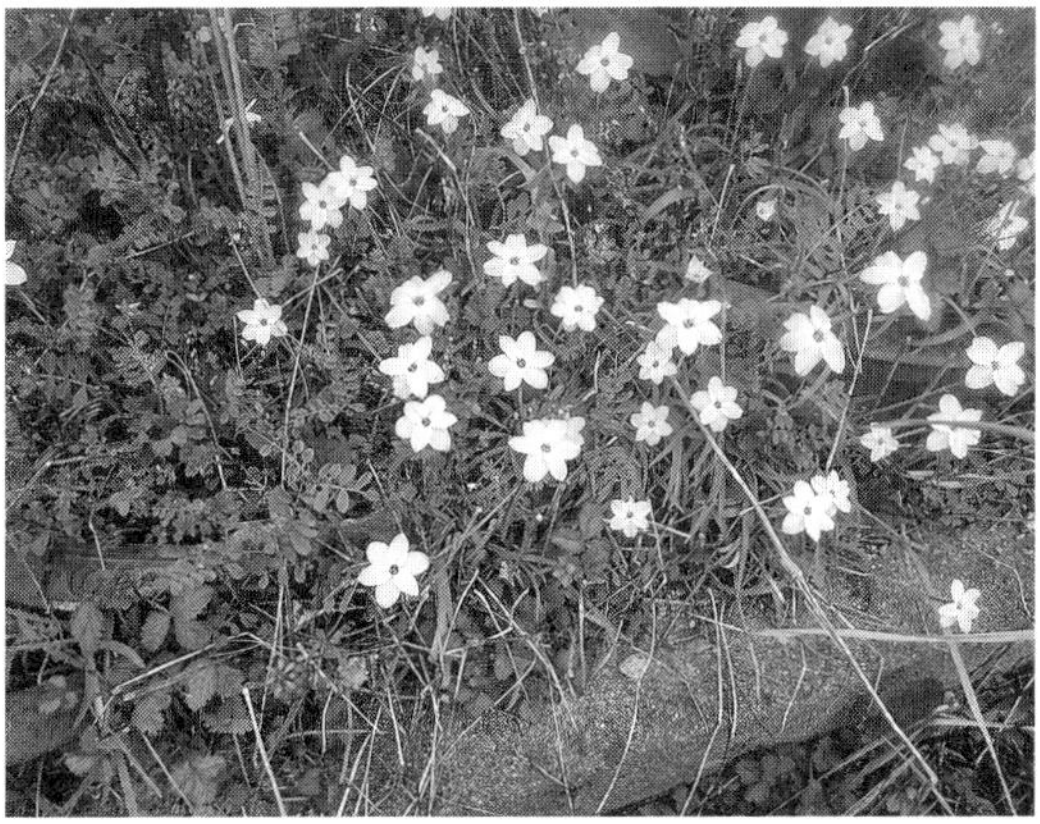

道端に咲く白い花、命あるものに愛おしさを感じる

それは自分の専門である脳神経外科医という立場で、患者さんの「なぜ私がそのような運命なのか」と心の叫びに遭遇した機会が何度かあったからかもしれません。「死」は誰にも公平にやってくる最終章のイベントです。自分の命は自然から与えられたもので、動植物のすべてが同じ運命にあります。その時には、私自身も良い生命の使い方であったと感謝し、満たされた「旅立ち」であって欲しいと願っています。

第三章　動物愛で命を見つめる

私は子供の頃から生き物が大好きでした。鳩、メジロ、兎、犬その他名前の分からない野鳥の子供を持ち帰り（メジロは現在、鳥獣保護法により二〇一二年より飼育が禁止されている）、青虫や自分で作った練り餌で育てていました。ある程度育ちますと、私が近づくと籠の中で飛び回り、餌をねだる様子はかわいいもので、本当に愛着が湧いてくるものです。

特にメジロを飼っていた時、私の練り餌を気に入ったのかすくすくと育ち、朝起きるとすぐ鳥籠に近寄り体調を調べに行っていました。ある日、鳥籠を少し低い所に移動させてしまいました。学校から帰ると鳥籠は無残に壊れ、メジロの羽根が随所に付着し、その血まで付いていました。メジロが猫に食べられてしまったのでしょう。子供心に大失敗をして取り返しのつかない結果を自分がやってしまったと、ショックで茫然としました。元気で出迎え籠の中を飛び跳ねる姿を、再び見ることは無く、私の不注意で取り返しのつかないことになったのです。

猫にやられた悔しさと悲しさ、そして何よりも襲われたメジロのその時の心情を思うと、二度と鳥を飼う気にはなれず、また猫への悪感情が今も残っています。

小鳥ですが手塩にかけた生き物の死に直面した時、生と死の相異に深く考えさせられました。中学生の頃の話ですが、それが生死に直面する医学への道に進む伏線であったように感じています。

次は、愛犬ベル（ポインター）の話です。友人から生後三ヵ月にいただいて、主に私の責任で飼い始めました。出来事だけお話ししますが、ある時、物凄い鳴き声で吠えていました。隙間から見ると繋がれた鎖の首輪の届かない距離で近所の猫が寝転がって、犬を挑発していたのです。余り長時間なので出て行って猫を追っ払ったのですが、犬は相当興奮して気が収まらなかったようでした。

ある時散歩に連れて家から相当遠い所でリードを放してやりました。

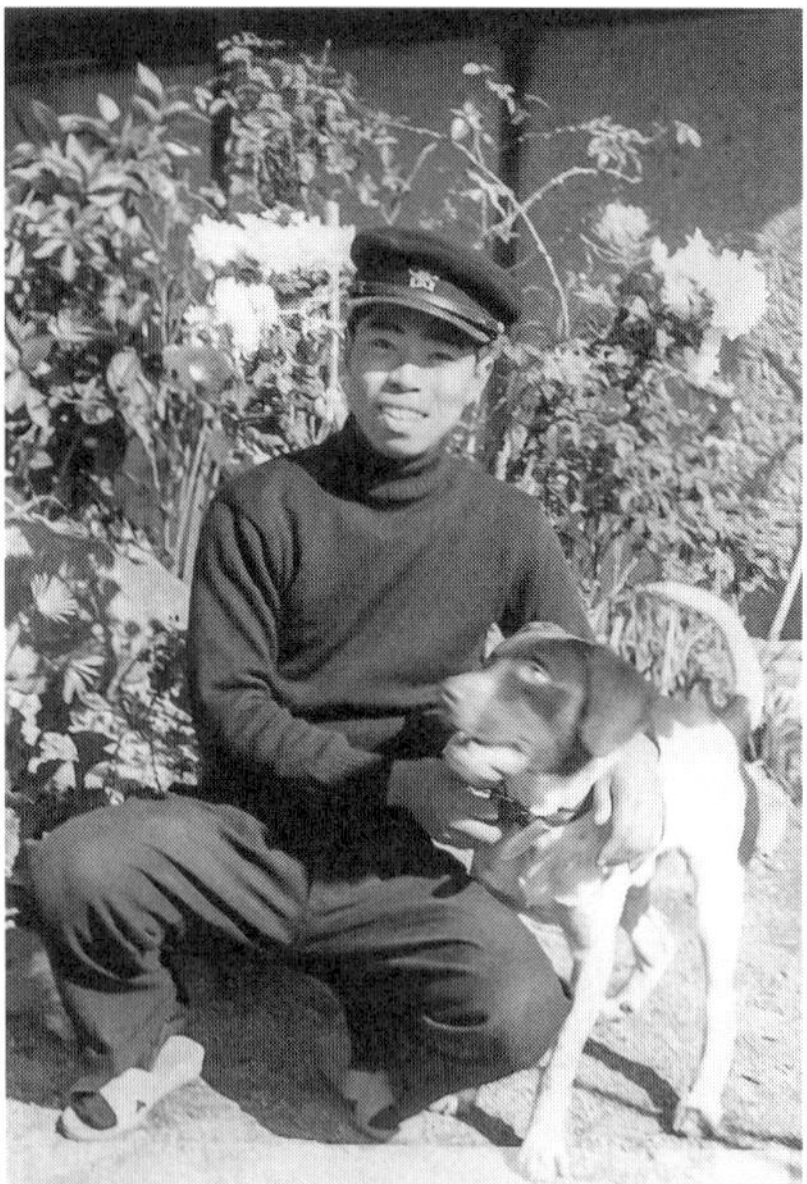

愛犬ベルと私

暫くすると、遠くに猫を見つけ一目散に襲撃をはじめました。これはまずいと思ったのですが、呼んでも視野から居なくなり、私は家に帰りました。暫くすると血だらけの猫を咥えて家に帰ってきて、私に「捕まえたぞ」と誇らしげに獲物を見せるのでした。周囲のものはビックリしていましたが、なかなか放さない獲物をやっと口から取りあげ、すぐに埋葬しました。犬の鼻の頭には猫の抵抗傷がはっきり残っており、相当な格闘であったのだろうと思わしめました。もともと猟犬ですから獲物として襲撃したのでしょうが、前述した猫の挑発的な態度に頭に来ていたのかもしれません。それ以来、犬にも根性があって決して侮れないなと思い、いたずらをしないようにしました。

私が岡山大学医学部に入学して初めて帰郷した時でした。夜も遅くなり真っ暗の中、靴音だけの野道でしたが、何者かが私めがけて突進してきたのです。最初は身構えたのですが、それが愛犬ベルだったのです。不在何か月後の帰省でしたが、私に飛びつき「今までどこへ行っていたのだ」と言わんばかりの、聞いたことのない甘え声を出して顔中を舐められました。勿論学生服は犬の足の土でべたべたに汚されましたが、私は甘え声とちぎれんばかりにふる尻尾にうれしく、犬を抱きしめてそこに座り込みました。

私の一生でこの様な感動的な出迎えの経験がなく、人間は薄情なものだと愛犬との再会を懐かしく思い出します。

何年か後に母から様子がおかしいとの連絡で急いで帰省したのですが、声掛けをしても横たわって尻尾を小さく振るだけで、以前の飛びつきは無かったのです。愛犬もやがて死を迎え今では屋敷内に静かに眠っていますが、先のメジロや愛犬の死は、生と死の現実を厳粛な魂の別離として私に教えてくれました。

仕事上多くの方々をお見送りしましたが、愛した動物たちが教えてくれた魂の現生との別れの経験が、別離の厳粛な瞬間について信仰・宗教の宿題として私に与えられたと思っています。

第四章　小中高校・大学生時代のほろ苦い思い出

私の自慢の一つは小学校の同級生たちです。この十人くらいの仲間は特に仲が良く、私が暫く郷里を離れた時間を全く話題にもせず、いつも傍にいた者として付き合ってくれます。それ相応に年齢を重ね人生の苦労も重ねているはずですが、小学生の時に机を並べて話に興じる感覚で話題が進みます。特に岡山から地元香川大学に赴任した頃（昭和六十一年）からの三十五年以上の親しい付き合いは家族以上で、年に何回か会って近況や健康状態の話をする等、話題は尽きません。この歳になっても諸団体の面倒を見たり各種イベントの世話係をしているT君、長年地域の歯科医として

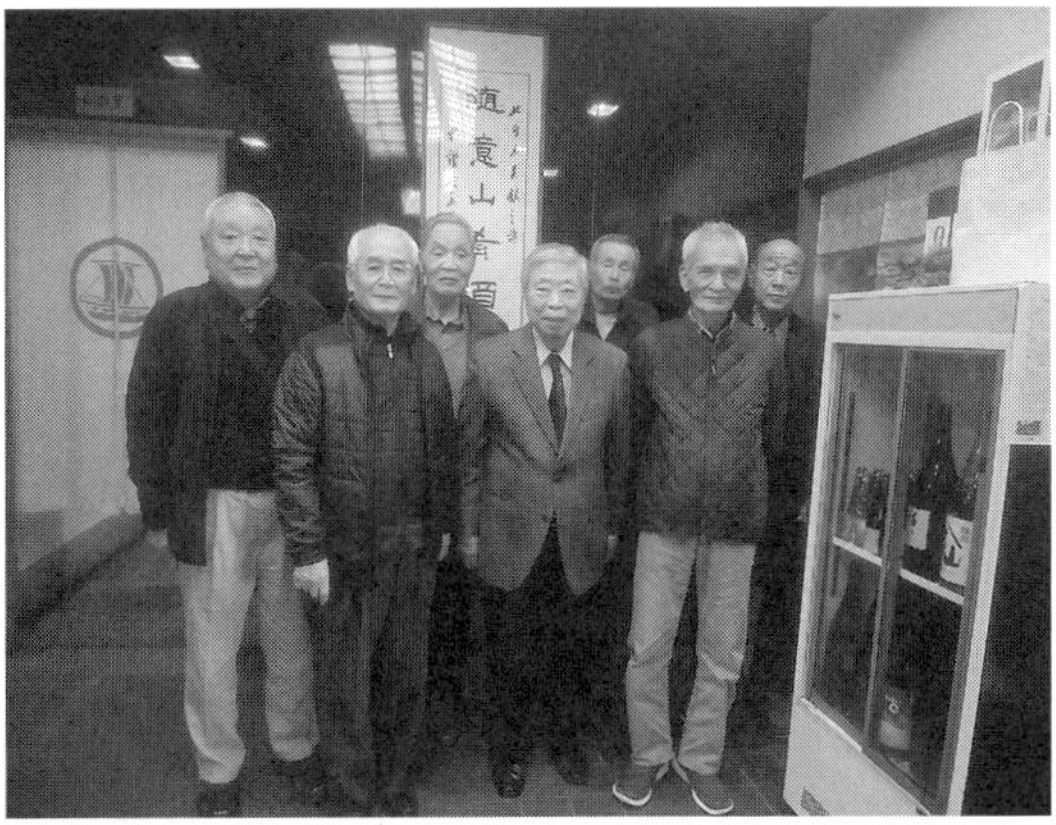

小学生からの同級生。特に親しい小学生からの友人。
彼らと過ごす時間は何にも代えがたいひと時です

住民の健康を守ってきたS君、食料関係で貢献したK、O君をはじめそれぞれが苦労の波を乗り越えてきたと思います。中には東日本大災害や原発事故にあい、故郷に帰ってきたI君の話は皆が自分の様に心配し、何か助力できないかお互い心の中で配慮しているのが良く分かります。幸い仲間は一応元気ですが、今度会うまでに何かあるかもしれないし、何より私自身がおぼつかなくなってきているのを感じて、皆に心配させてはならないと自分の生活を律する事にしています。彼らとの語らいは、老いてゆくものの誰もが共有する話題が多いのですが、皆元気で過ごしており、このまま変わらず次回に合う時も同じメンバーでと祈念しています。私自身仲間の社会貢献に刺激され、要望があればJAの委託で「食の安全保障」や「健康に老いる」などのテーマで講演をさせて頂き、脳のリフレッシュをさせて頂いています。天からお呼びがあるまでは、ボランティアとして少しでもお役に立てればと続けることを決めたのは仲間の影響です。小さい事でもお役にたつ間は自分に出来ることをして、生きている時間を大切にすることを教えて頂きました。有難いものです。

中学高校の母校は、石垣の美しい丸亀城のお堀に接して建てられた香川大手前中・高校です。中高一貫校の六期生で、地元近くの詫間駅から丸亀まで約四十分の通学でした。まだ石炭列車やガソリンカーという一輌の列車に乗って、朝早く起き夕方帰宅までよく六年間通ったと思います。通学時好ましい女学生もいたのですが、彼女らももう八十歳前後、どの様になられたか想像できませんね。時間は人々の想いを無視して無常なものです。

　中学高校の先生方は非常に優秀な方ばかりで、我々の大学受験に一生懸命に力を尽くして下さったと心から感謝しています。各人の得意分野や科目を熟知し、それに合った大学を示され、この大学はどうですかと親切に教導していただいたものです。自分が大学生を教える立場になって、お世話になった先生方の想いが良く分かりました。自分がそのような立場になってはじめ

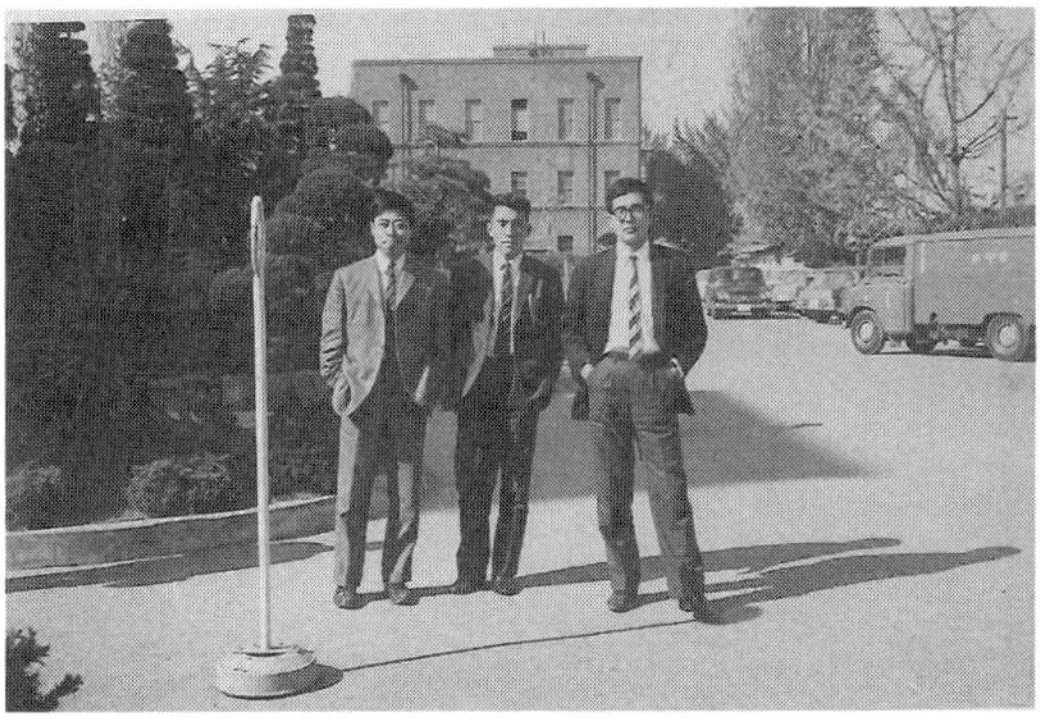

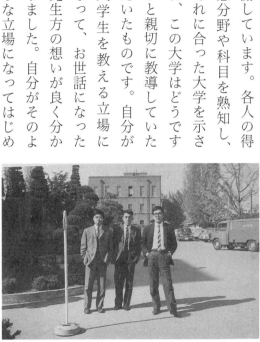

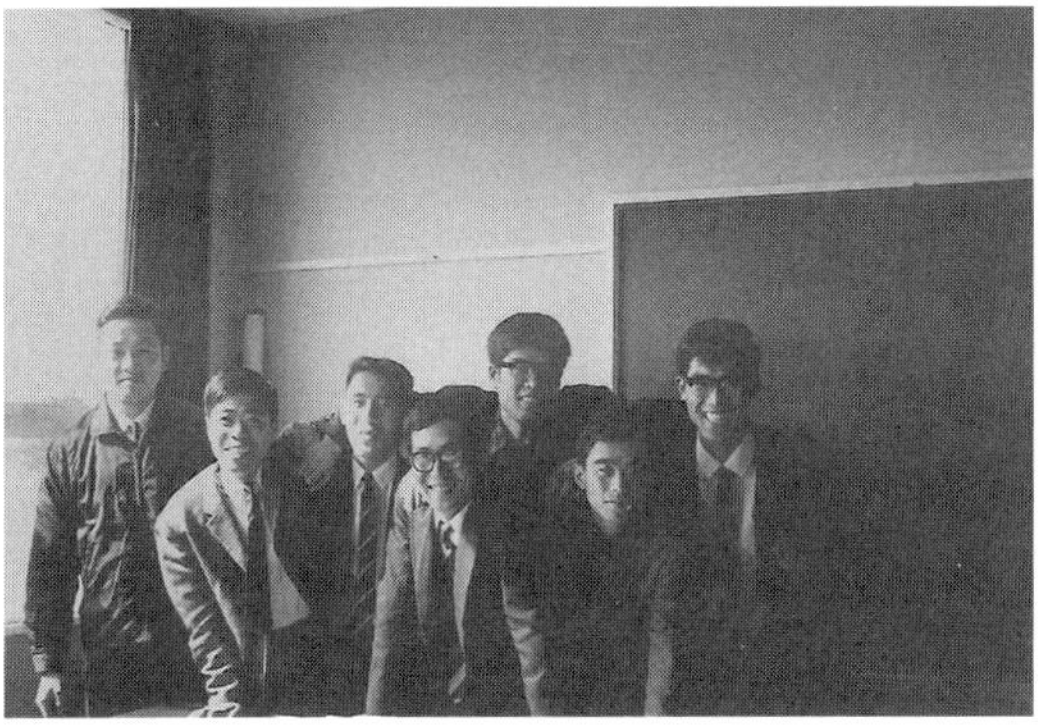

医学生時代。若い医学生の時に思いを馳せ、皆の安寧な日々を祈る

て恩師や先輩の苦労に思い至るという話です。最近昔のアルバムを取り出し、折々の若き時代の思い出に耽るのも楽しい時間になりました。

大学生時代には、同じ道に進む友人と楽しく、時に苦い、そして現在に続く多くの心の友と交わりました。大学時代の友人とは随分中身の濃いお付き合いをさせて頂きました。思い出すままに記しますと、解剖実習中に、女性が「私は箱入り娘なの」に対して男性友人は「俺は袋入り息子」で全員噴き出したこと、そしてある冬の夜、下宿でマージャンをしていた時に、隣地の新築中の敷地で酔っ払いが火を焚き、火事一歩手前になった時、四人で消火とその酔っ払いを実力排除したことなど、エピソードは尽きません。約六十年前の出来事です。

然し肝心の医学学修はそれなりにやり遂げ、

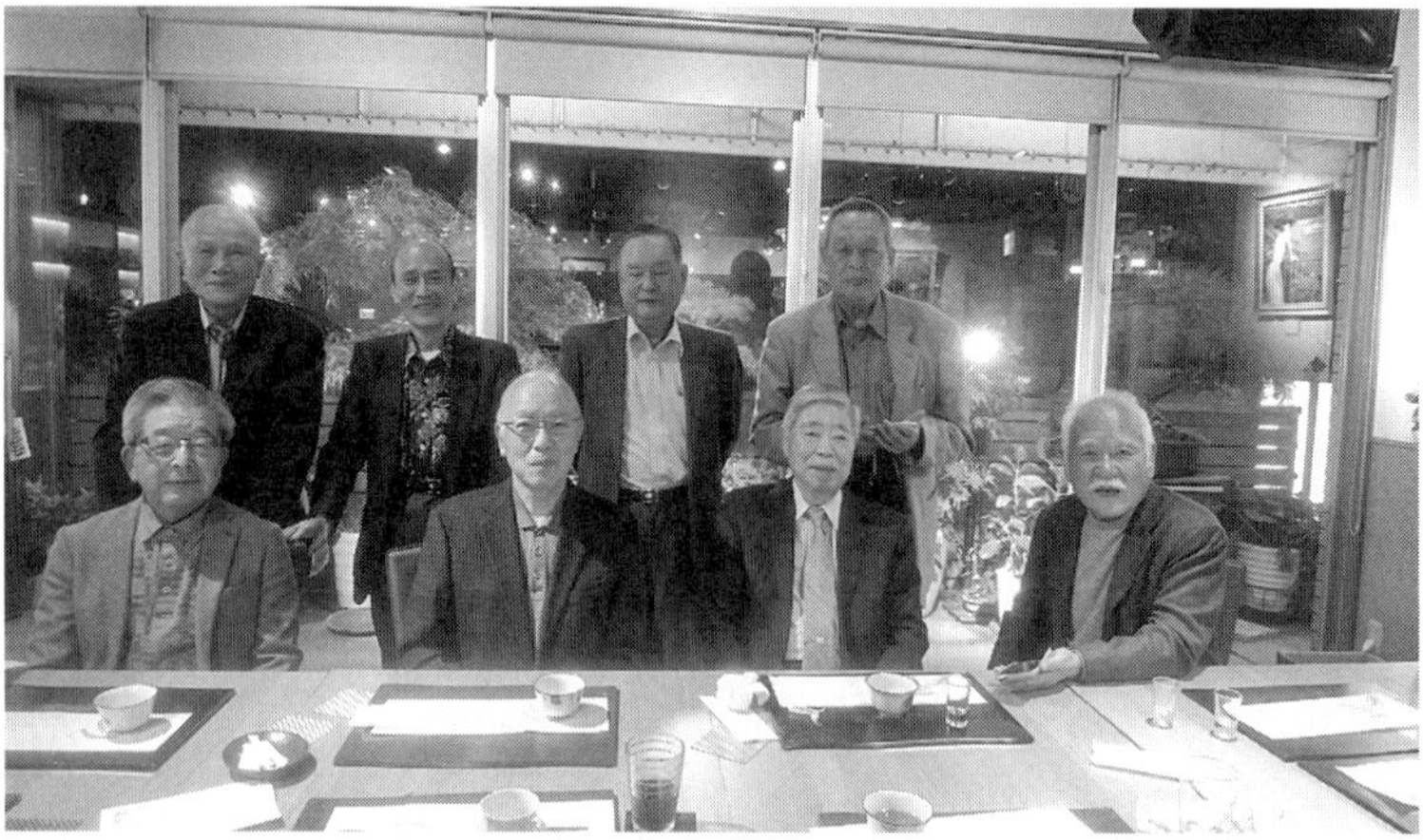

昔の雀友会の友人と四十年ぶりの会食。本当に久しぶりの再会であったが、昔の話に花が咲いた

全員国家試験に合格しました。その後のインターン闘争については、別文を読んでください。卒業後、専門科はそれぞれ異なっても結果的には皆それなりの高い地位についていて、今では老後を楽しんでいるようです。一年前に久しぶりに岡山で仲間内の会食をしましたが、年齢相応の分別と相貌になり旧交を温めました。同じ釜の飯を食ったものは一生の付き合いで、それも宝物であるという事です。皆さんもその様な友人を多く持って下さい（続近想遠望　出合が人を創る　そして「時間」と「死」をお読みください）。

第五章　私に気付きを与えていただいた大先輩の方々

私は前述のとおり脳神経外科を専門として、医療の一分野で時間を惜しんで後進の教育・研究そして診療に力を注いでまいりました。後でも触れますが現役の頃は途方もなく大きな分野で、相応の成果を挙げてきた自負の様なものを感じていました。然し、定年退職後、医療の分野から離れ、ＪＡ（農業協同組合）の組織内（香川県厚生連）でのお付き合いや大学長の立場で、他の分野の専門家や大家に接する機会を持つようになり、私の考え方は間違っていたと気づきました。何と狭い分野で悩み失敗し挫折感に身の置き所もない位自分を責め、かつ時には満足感に浸っていたのか……小さい自分にほとほと嫌気をさした時期がありました。正に、芭蕉の句「蛸壺や　はかなき夢を　夏の月」だったのでした。

人の社会生活は、多くまた広い分野で専門職の方々の活動が網の目の様に関連し、どれが欠けても社会は成り立たないこと（当然の事なのですが……）に気付かされました。職業に貴賤はなく皆が自分の領域の仕事に邁進し、その様にして隊列を組んで社会を前進させているのです。私は正にお山の大将の錯覚に陥っていたのでした。
特に香川大学学長時代にお教えを受けた方々が心に深く刻まれています。

一．川村　隆氏

氏は日立製作所の中興の祖として知られ、氏が社長に就任されて以降会社が急成長した結果、今では日本の一流企業として走り続けています。後日、経団連副会長そして東電会長に就かれ、困難な福島第一原発の事後処理などに尽力されました。

ある年、夏の国立大学学長セミナーで経済人の立場で講演されました。氏が我々に示されたのは「一専門分野を深く学修するのは良いが、一般教養例えばある国の歴史・文化・音楽・絵画等いわゆるリベラル・アーツなど広く学修すること」の重要性を話されました。氏は日本が誇る一流の経済人ですが、「国際会議などで経済について話し合うのは、一歩も引けを取らないが、その会議後ワイン片手に開催国の歴史や芸術の話に話題が及ぶと全く蚊帳の外で、恥ずかしい思いをしました」と率直に述べられました。後に立ち話で直接お話しさせていただきましたが、私が医学部出身であることを申し上げると、「医学の専門を深めるのもよいが、一般教養は大切です。それが不足していると国際的に太刀打ちできません。先生ぜひ学生を海外に出して多くの国の文化に接し、専門ばかりでなくその国の文化を習得させてあげてください」と、氏特有の温和な表情で諭して下さいました。

その後ご著書もお送りくださり現在も時に拝読して、氏の悠々として優しい笑顔を思い出しています。私の学生時代には二年間の一般教養を学修する期間（医学進学過程）がありました。政治学、経済学、英語、ドイツ語、化学、生物学、心理学等で、教養学として心に残る講義もありました。しかし現在では医学部で学ぶ専門分野の学修量が膨大になり、入学して間もなく基礎医学の学習が始まり一般教養を身に着ける時間がほとんどなくなってしまったという事です。「急がば廻れ」の言葉の様に、私は教養分野の学習時間が極端に少なくなっている現状を憂いている一人です。

国際学会などで学会活動を活発にしていたころ、英国ニューカッスル大学医学部を入学試験制度で先行的な取り組みをされているという事で、入試担当者を訪れました。その大学では世界各国から定員の二十倍くらいの志願者がいて、入学者決定に三ヵ月位かけ医師としての適性を評価していました。入試担当者は、医師のみならず、哲学者・宗教者・音楽家・美術家等あらゆる面で適性を判定しているという事でした。医師ばかり関わる日本のそれとは全く方針が異なることに、大きな感銘を受けたことを覚えています。医療知識や技術の獲得は一生続けられるものですが、医師としての人間性・適正や個々の生命に対する考え方は、それまでの人生で学んでいたかが問われるのですね。

川村氏の話された事は、私がシカゴへ留学中に日本の学生に不足していると感じていたものでしたが、学長として学生の育成のために自信をもって海外留学を推進する基礎となり、一時、中国・四国の国立大学で学生の留学生数はトップになりました。座学で世界の歴史等を学修する事も重要ですが、実際に国外に出て、全く異なる考えを持つ外国の人々を肌に感じ、世界の文化・教養に接することは、人間として大きな素養を身に付ける絶好の機会と信じています。

二．福武總一郎氏・北川フラム氏

福武氏はベネッセホールディングスの名誉顧問であり、香川県主催の瀬戸内国際芸術祭では、総合プロデューサー。北川氏は著名なアートディレクターで、瀬戸芸では総合ディレクターです。

我々は身近過ぎて気付かないのですが、外国の方々は瀬戸内海の多島美を地中海にも匹敵する「世界の宝石」と称賛されています（表紙）。

香川県では三年ごとに「瀬戸内国際芸術祭」を開催しており、国内外から多くの芸術家が瀬戸内に散在する島に渡って芸術作品を展示しています。最初のコンセプトは「海の復権」で人々が島々に渡って、島の古老の方々との交流を深めその知恵を授かり、展示されている各国の芸術作品を鑑賞しながら周遊するイベントです。コロナ禍で来場者が激減しましたが、回を追うごとに参加国は増加し、島に渡る人々の数も増加傾向にあると聞いています。国内外から概略百万人の訪問者が島に渡っています。

最初福武氏や北川氏から、構想や目的そして期待される効果などをお聞きした時は、俄かには理解できませんでした。お恥ずかしい次第です。

然し回を追って参加国が増え、参加する方々も世界中に広がりました。芸術がこれほど人々の心をとらえ、実際現地に渡って自然の中で調和融合する芸術の魅力に力があった事に驚嘆したのでした。

学長時代学生たちに参加を呼びかけ、一定の条件を満たせば単位を授与する制度も採り入れましたし、地域活性化と瀬戸内の景観の再認識と何より島の人々との交流を通して、社会人としてのスキルを磨き、円滑な人間関係の構築のノウハウを涵養することとしました。学生のレポートには、地域の人々との交流から得られた知識や多島美を再認識して、外から見る香川県の将来に思いを馳せる新しい意見など様々な報告がなされました。この様に芸術を介して島と人々の交流を活性化し、ひいては地域おこしの一手として新しい知見となったのです。お二人のこのプロジェクトに対する情熱は終始変わらず、福武氏のお話によると、中国でもこのプロジェクトに大きな関心を持っているとの事でした。

第二次世界大戦の廃墟から奇跡的に世界に伍するくらいに復興したのは、日本に昔から育まれてきた「物つくりの優秀な技術と律儀な日本人堅気」があったからだと言われています。

丁度香川大学では、変革を求めてその方向性を議論していたのですが、世界中から集まったアート作品に国内外の人々が魅力を感じ、年間約百万人もの人々が集まる原動力は何かと懸命に考えた末、新学部に造形・デザインやアート思考という新しい考え方を導入（付加）する物つくりの新学部が必要との結論に達したのでした。それを具体化し発展させたのが、「創造工学部」の新設だったのです。

そもそも文理融合という概念は昔からありましたが、瀬戸内国際芸術祭のコンセプトと人々の生き生きとした交流を目の当たりにして、芸術の持つ新たな魅力に感動し、これを大学の新方針に加え工学部の改組に至ったのでした。幸い個人的にお二人のお話や考え方を直接拝聴させていただく機会も多くあり、結果的には良い方向へ大学改革が進められました。まったく異なる視点で社会貢献されているエキスパートの考え方に接して、新たな道を発見することができ、その様な機会を頂けて感謝で一杯です。

三．末松　安晴氏

氏は元東京工業大学学長、元高知工科大学学長をつとめられ、大容量長距離光ファイバー通信の実現と発展の功績で、文化勲章を受けられた日本の知性のトップであられ、私の学長時代には香川大学経営委員長を務めていただきました。先生の博学そして見識の高さには、お話しするたびに緊張感と感動で震えていました。確か高知の大学内に瞑想の部屋を作られ、学生職員が自省や光明を得るための空間を作られたとお聞きしました。またご著書に「人間力」という言葉を最初に記載されたとも伺っています。

ある時、私自身が大学改革の責任の重みに耐えかね、「医学部しか経験のない者が果たして六学部の教員や学生に適切に対応できるだろうか？」とお話ししたことがあります。その時「長尾先生、医師ほど社会との接点が多い者はいません。したがって今何が大学に足りないのかを知る一番良い学部なのですよ」と、説得力のある言葉をいただき、はっと自分のキャリアに気付いたのでした。確かに毎日外来や病棟で患者さんやご家族の方々に接しており、その意味においては、他学部の先生方より社会の動きや大学への期待などをお聞きする立場であったと今更ながら気付いたのでした。

先生は私に学長として足りないところや対処法について優しく諭してくださいました。懇切ご丁寧なご指導に、お別れの時には自然に深く頭を垂れ心中からお礼を申し上げていました。

四．ジュリアン・ホフ　ミシガン大学教授

そしてどうしても忘れえない友人であり師匠は、ミシガン大学脳神経外科の故ジュリアン・ホフ名誉教授です。彼は私と同じ脳循環代謝、脳浮腫、頭蓋内圧などの研究のエキスパートでしたが、ある国際学会でお会いして意気投合し、公私にわたりご教授いただきました（拙著『続近想遠望　出会いが人を創る』を参照してください）。ホフ先生は物静かな人格者で米国医師の派手さはありませんでしたが、学究肌の世界のリーダーとして活躍されていました。

彼とは研究の話、教室運営や後輩たちをいかに育てるか、これからの研究の方向性など、お互い真摯に話をさせていただきました。高松市とミシガンで二人だけで特に人材

育成についてよく話し合ったものです。得意分野や苦手な分野がある後輩には、そこをどうやって折り合いをつけ、将来彼らが継続して医師の道を歩むことができるように指導者は導くべきか、腹蔵の無い話を長時間議論したものです。今までの苦労を織り交ぜながらお話しさせていただいた想い出は、後に私の後輩に対する指導方針に、大いに影響を及ぼしたものです。

ホフ先生のご配慮で、二年ごとに一人ずつミシガン大学脳神経外科に留学生を受け入

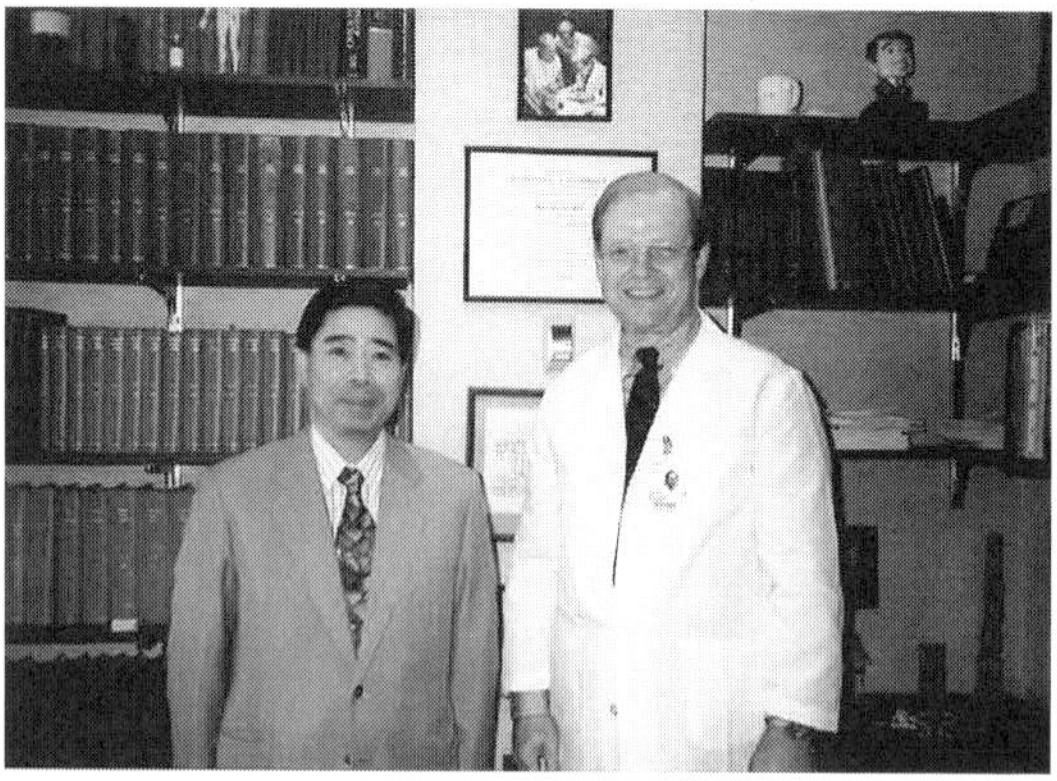

ミシガン大学ホフ教授と私

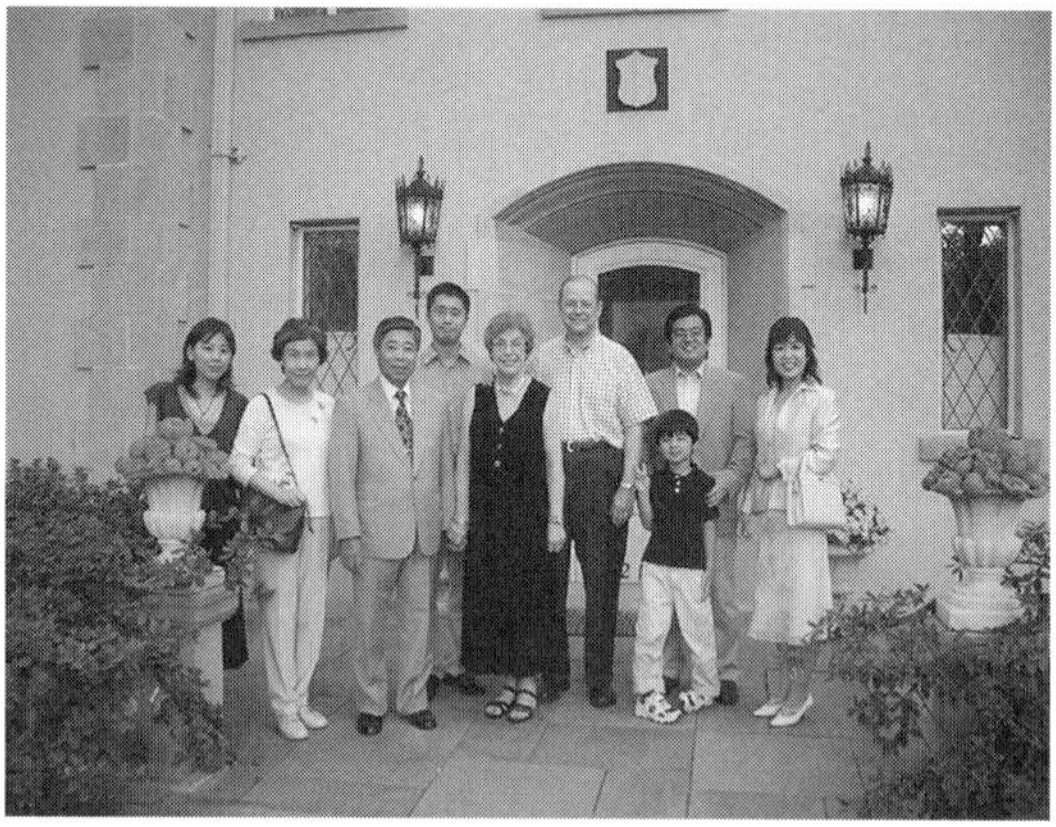

ホフ教授、私の家族と医局員の家族。ホフ教授には家族同様のお付き合いをさえていただいた

れて頂き、十一名即ち二十年以上にわたり若い教室員を指導いただきました。高松で私が主催した学会でも、特別講演をして頂きました。家族水入らずのお付き合い、そして七十歳で急逝されたとの報に接した時の虚しさが今でもはっきりと蘇ってきます。

お互い約束は絶対に守り、心から信頼し尊敬した方でした。人生の中でその様な真の友を持てたことは、私の一生においても宝物で誇るべきものなのです。彼のメモリアルセレモニーに出席した時、心の中は感謝・惜別・哀悼の心情で一杯になり、私は生まれて初めて大きい泣き声を出して涙をぬぐったのでした。何人もの方々が涙をぬぐっていましたが、一緒に参列していた医局員もビックリしていたようでした。男も耐え難い悲しみの時には、大声で泣ける人であって欲しいものです。

もっと多くの先達にご指導を頂いたのですが、紙面の都合で記載できないことをお許しください。以上述べてきた通り、社会は広く、各界でご活躍の先輩にご教導いただいたことには感謝の言葉しかありません。

第六章　患者さんはお師匠さんです

私は医師という専門職を「人生の時間」に選択したことを、今では最良であったと思っています。前述のように苦悩した日々を送ったこともありました。然しそれはどのような職業を選択しても誰もが経験することです。

まず患者さんと医師との関係において、勇気づけられたり自身の至らなさを叱咤激励されたり、時には強い心からの握手をさせて頂くこともありました。

小児に発症する悪性脳腫瘍があります。ある種の腫瘍は手術と他の治療法を組み合わせても転帰が絶対的に不良であるものがあります。

その様な運命を背負っている子供は、得てして可愛く辛抱強い子供たちでした。40年経った今でも思い出しますが、ある女の子は痛い点滴注射にもぐっと歯を食いしばって、涙を流しながらも泣き声を出しません。自分の病気がこれで治るのだと信じ、じっと耐えているのです。その子の両親はまだ若く我が子の将来に絶望されていても、しっかりと子供に寄り添い、私どもの手に治療を全て委ねてくださいました。両親と子供の深い愛情に私たち医療者側が何とかしたい、あらゆる文献を調べて最良の治療をしようと奮い立たせてくれたのでした。

何ヵ月間の治療の甲斐なく天に召されたときには、我々のふがいなさと悔しさ、申し訳なさに体が震え、心から患者とご両親に首を垂れたのでした。

更なる医学の進歩が望まれています。若い後輩はフレッシュな頭脳で現在の医学を出発点にして、さらに大きな壁をブレイクスルーしてください。

また、医学部学生にもよく話したのですが、患者さんから俳句で医師の心がけについて教えて頂きました（拙著『山の上の寺を目指した脳外科医』を参照ください）。それは「カナブンを　起こしてやれば　飛び立ちぬ」という句で、決して医療者は治療をしているという尊大な心構えではいけないと教えて頂きました。

破裂脳動脈瘤の患者さんで有名な俳人でしたが、夜窓から飛んできたカナブンが白いシーツの

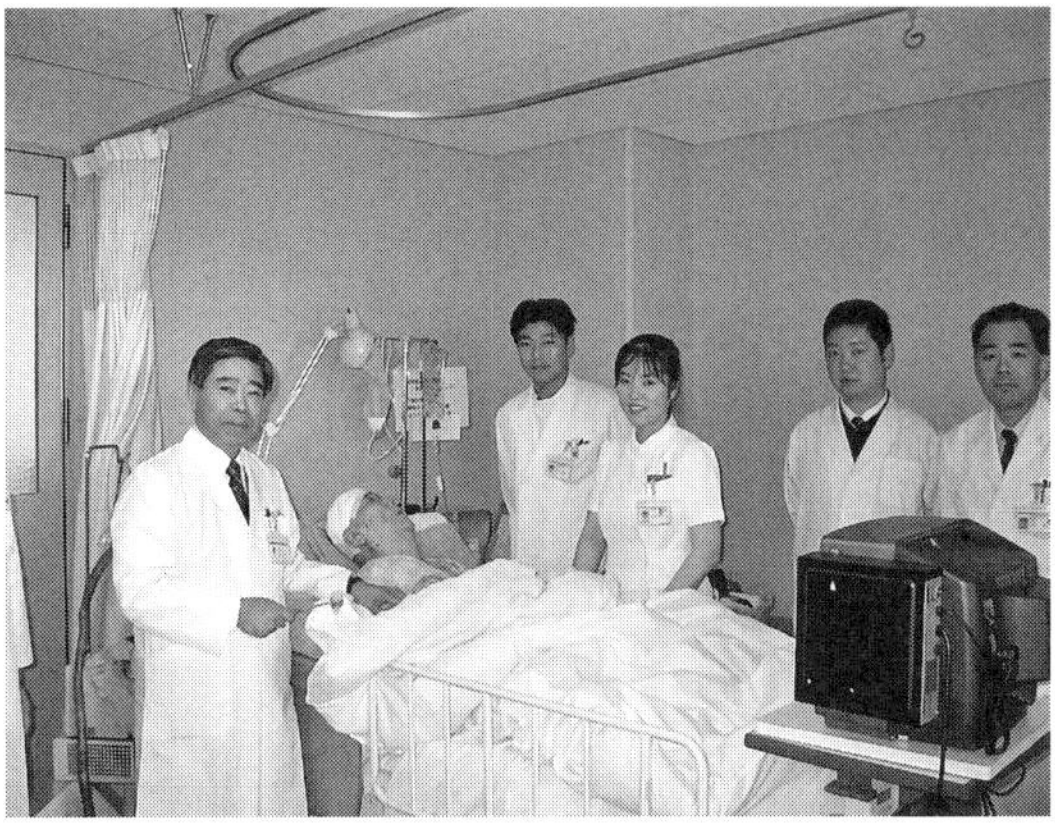

大学病院教授の回診模様。目線を下げ患者さんに寄り添い激励した

上で仰向けになって足をバタバタしている。それをひっくり返してやると元気にまた窓から飛んで行った情景だそうですが、医療者は患者さんの自然治癒力に手を添えているという謙虚な心を持つべきだという教えと理解したのです。

一九七〇年代に刊行された New England Journal of Medicine の数本の論文が、この点を指摘しています。総じて病める人に医学的介在を要する患者さんは、二〇—三〇%で、その他は患者さんの本来持っている自然治癒力で回復すると記載されています。従って、医療者は適応となる患者さんの疾患に対応すればよいと記載があります。

極端なのは、ある地域で医師のストライキがあった数ヵ月の期間には、死亡数・率が低下していた事実が報告されています。「まず第一に、患者に危害を与えてはいけない」と、医療倫理の中に「無加害原則」として明記されています。

若い人には、医聖ヒポクラテスの教えや数々の医療のあるべき姿への提言・宣言書をよく読んでいただきたいと希望します。

また、巨大血栓化脳動脈瘤を超低体温循環停止法で手術させて頂いた時でした。相当難しい手術でしたが、麻酔医、血管外科医の協力の下、良好な結果で退院されました。手術は十数時間かかりました。私が手を下ろし自室に帰る渡り廊下で、ご主人が待っておられました。ご家族の方々も難手術をご理解いただき「すべて先生にお任せい

國　新　聞　1994年（平成6年）2月3日（木曜日）　第3586

超低体温法で初成功

脳底部の動脈りゅう除去

香川医大長尾教授チーム

15時間の大手術

リハビリ順調 来週に退院

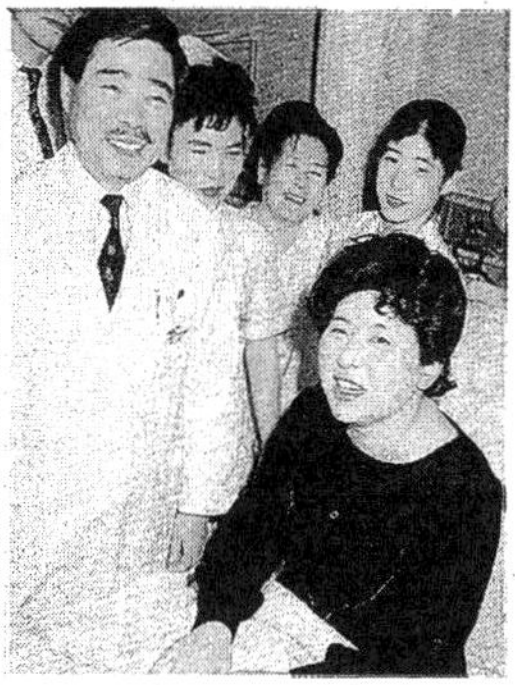

順調な回復ぶりの加藤さん（右）を励ます長尾教授＝香川医科大付属病院

香川医科大脳神経外科の長尾省吾教授(五二)らのチームがこのほど、患者の体温を下げて血流を完全に止める「超低体温循環停止法」を使い、脳の最深部の巨大動脈りゅうを除去する手術に成功した。この方法による脳手術は国内で二例目だが、患者が完治したのは初めて。同教授は「脳の難手術に挑めるノウハウを得たのが大きい。適用範囲も広がるだろう」と話している。

手術を受けたのは、岡山市西大寺の主婦加藤京子さん(四〇)。

加藤さんは昨年十月十一日に自宅で倒れ、岡山市内の救急病院で精密検査の結果、脳の最深部に当たる脳幹の直前に直径三㌢の巨大動脈りゅうがあり、破裂の可能性が極めて高いことが分かった。

同病院でいったん手術を受けたが除去できず、脳神経外科治療に実績のある香川医科大に搬送。同医科大の再度の手術でも、動脈りゅうが通常の約三倍と大きく、しかも患部からの血管が脳幹に複雑につながっているため、血流を完全に止めなければ除去できないことが分かった。

早晩、動脈りゅうの破裂が確実なため、長尾教授らは家族の同意を得て、心臓外科で事例のある超低体温循環停止法の採用を決断。十一月九日に手術に踏み切った。超低体温では、血流を止めても脳の細胞が約一時間は持ちこたえるという。

手術は長尾教授の執刀で同日午前十一時から始まり、頭部を開いたあと、太ももからカテーテルで出した血液を冷やし、再び体内に戻す方法で体温を一九度に下げ、心臓や呼吸など循環部の活動をすべて停止させた。

仮死状態で、患部の除去に入り、タイムリミットいっぱいの一時間四分で無事、血栓を取り除いた。手術に要した時間は計十五時間。脳外科、麻酔科、心臓血管外科のチームワークで、手術は無事成功した。

加藤さんは、リハビリの経過も順調で、来週には退院の予定。健康な人と変わらない様子で、「普通の生活に早く戻りたい」と話している。長尾教授は、「同様の手術の事例は海外で約二十例あるが、成功率は約四割。患者が若かったことや何よりも麻酔科、心臓血管外科の協力に助けられた」と話し、この成果を三月の学会で報告する。

困難な手術に朗報

脳神経外科学会の権威、西本詮香川労災病院長（岡大名誉教授）の話　チームワークがなければ不可能な難しい手術だった。手術できただけでなく、いい結果を出せたことは困難な場所の大きな動脈りゅうの手術に可能性を開いた。朗報だ。

巨大血栓化動脈瘤の超低体温循環停止法による手術成功
平成６年２月３日付四国新聞

たします」と託されていました。手術経過を説明し、最善の努力をしましたが、後は患者さんの回復力に任せしましょうなどとお話しした覚えがあります。ご主人が我々医師を信じて下さっていましたので、「どんな結果になろうとも覚悟はしています」と言われ、固く握手を求められました。ご主人のお言葉に全身の疲れと安堵感に、やり遂げた充実の瞬間を感じました。もう夜明け間近かで東の空がうっすらと明るくなっていた時刻でしたが、その時の清々しい早朝の情景はいつまでも忘れることはできません。幸い後遺症も殆どなく退院されました。

良い話ばかりではありません。まだ駆け出しの頃、悪性腫瘍の高齢者でしたので、当時の医学のレベルでは転帰不良なことをよく話したのですが、逝去された際、奥様に襟首をつかまれ「先生は私のいい人を殺した」と泣きつかれました。途方に暮れた私の間に、家族の方が入り、解放していただきました。私の説明不足による辛い記憶に残る出来事でした。

事前に疾患の転帰について何度もお話ししましたが、ご家族それぞれに理解度が異なります。ある時こういう話がありました。脳腫瘍の患者さんで十人ほど家族に集まっていただき、図を使って相当詳しく説明をさせて頂きました。「よく理解しました」と帰りかけたのですが、その内の一人が「先生最後にお聞きしてよいですか？　どうしても頭の骨を開けて手術しないといけませんか？」と。そうなんです。ご家族にとって病人の脳を空気に晒す事の方が、気がかりだったのですね。こちらは開頭後の脳腫瘍の図を示してお話ししましたが、頭蓋骨開放の話は当然と考え、頭蓋内の病変についての話から始めていたのでした。以来、頭蓋骨の模型を用いてご説明を始める様にしました。

この様な経過はしっかりカルテに記載していないと、後で問題になることがあります。特に現代では、多様な受け取り方をする方が多くなっているように感じています。それはそうでしょう。多くのご家族にとっては初めての重症な身内、そして余り予備知識のない疾患の説明ですから、十人十色の理解になります。私は相手が理解されていないなーと思うと、少なくとも三回は手術説明の機会を持たせて頂いていました。

私は高松地裁の医療訴訟で意見書を書いて頂く医師を、全国から選定して推薦する委員会の責任者をしていましたが、カルテ記載の有無は決定的な証拠になるので、日時も同時に記録できる電子カルテには、患者さんの訴え・診察所見・検査結果・治療方針・手術記録、術後経過、そして患者さんのご意見や質問など時系列にしっかり書き込んでくださいと後輩に伝えています。昔と異なり厳しい窮屈な社会になったものだと実感しています。医療に長年携わっていると悲喜こもごもの例に遭遇しますが、全ての事例が私を鍛えて頂いたと実感しています。

第七章　若い時に海外留学を勧めます

私は三十代前半で念願の海外留学を、恩師故西本詮名誉教授のご推薦で、イリノイ州シカゴ市の米国で最も歴史のあるクックカウンテイ病院脳神経外科へ二年四ヵ月留学させていただきました。シカゴ市のダウンタウンのど真ん中にあるこの急性期病院は、世界初めて輸血部が設置された約千床の病院で、隣はイリノイ大学でした。

拙著にも記載しましたが、最初は教室の先輩後輩もいない全く日本語の通用しない病院で、特に厳寒期に渡米したものですから、当時神戸大学から来られていた山口先生には親身にお世話していただき感謝は尽きません。かの病院での生活や感想については、拙著（『山の上の寺を目指した脳外科医』、

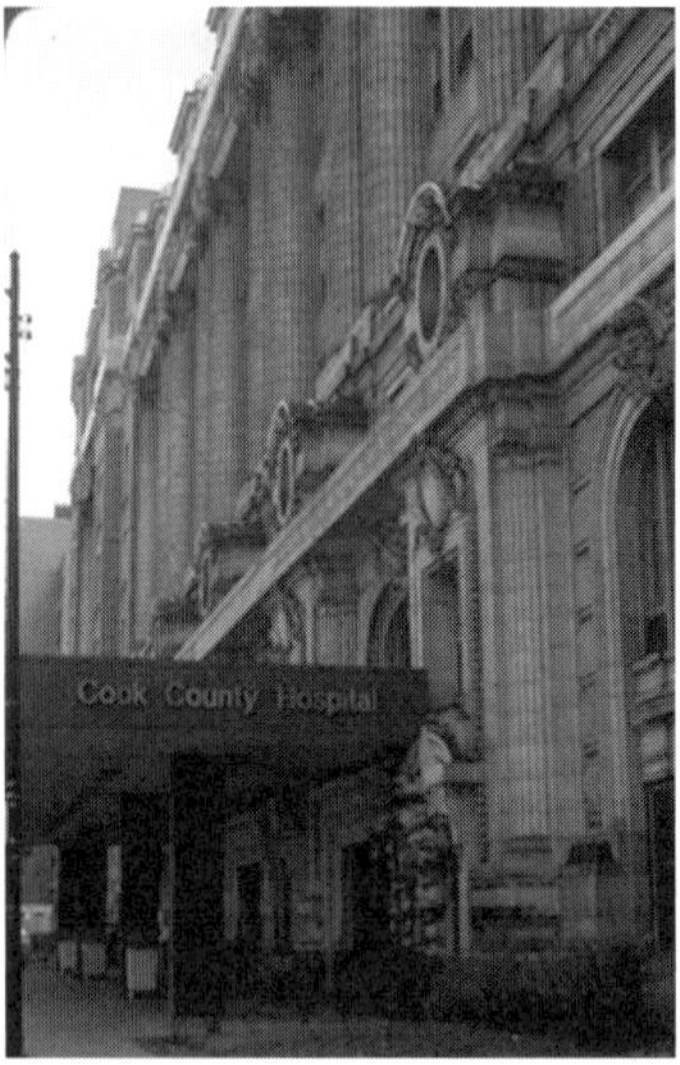

クックカウンテイ病院の正面。現在は歴史的建造物として保存されている

『続近想遠望　出合が人を創る』）を参照して頂くとして、何故若い頃に留学をお勧めするかを書きましょう。

先ず生活が日本のそれと全く異なりますから、所謂カルチャー・ショックに適応しやすい点があります。他国の価値観の異なった、いや多様な価値観と多様な文化に接するには、感受性が高く適応力が柔軟な若者が有利なのです。次に若者にはすぐ友人が出来るからです。これが現在も交流が続いている国際的な友人ネットワークで、一生涯の宝になります。

世界に出ると情報量が格段に増え、いわば箱庭生活の日本暮らしと異なって、世界各国の同輩から世界的な医療界のリーダーに簡単に接することができ、新たな知己を得、世界が広がります。人間的には人種のるつぼですから、少々な事にはビックリしない広い視野と慣れが出来ます。日本的なモノトーンの生活はむしろ国際的には稀で、所謂日本的な常識は通用しません。多くの国の人々との

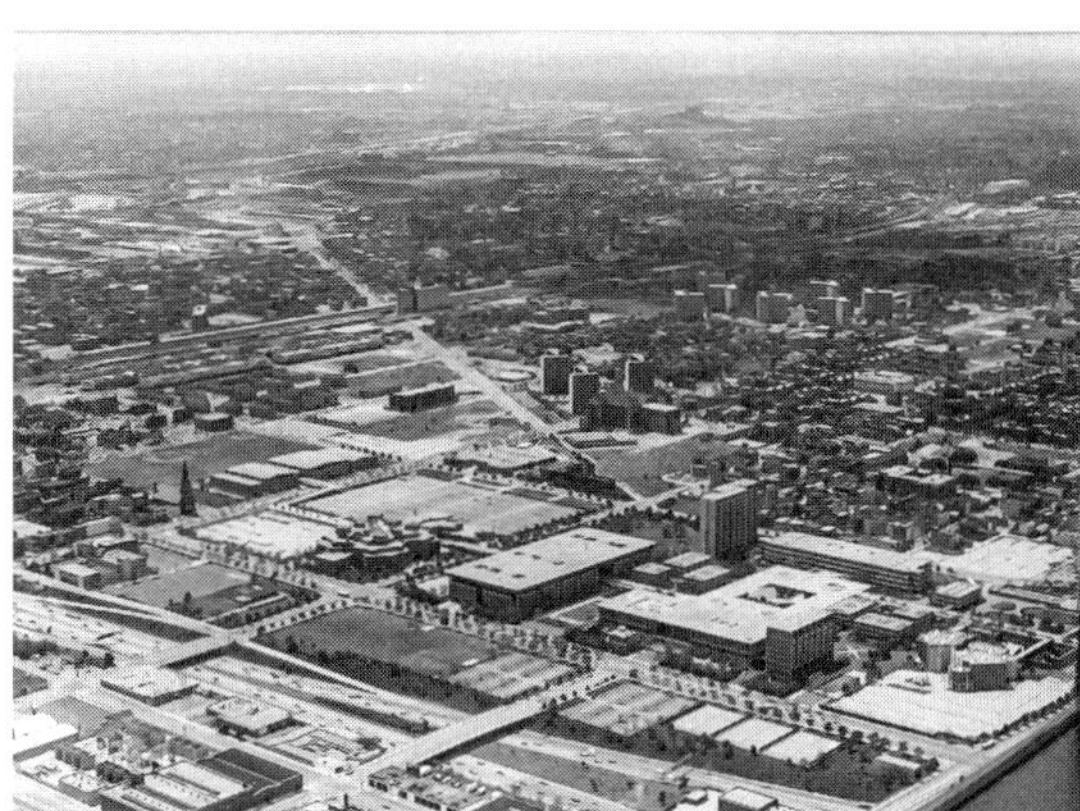

広大なイリノイ大学のキャンパスの写真。私が勤務した病院に隣接しており、学生との交流を思い出す

交流できるのですから、こんなおいしい機会は逃す手はないでしょう。私の仕事も皆の協力で国際的ジャーナルに三篇採用されました。こうなると国際学会に出席しても、多くの外国研究者に声をかけられ、そうして研究仲間が増えていったのです。

この間、私の中にあった古風で狭小な日本人的思考はグローバルなそれに置き換えられ、海外から見る日本の在り方も本質的に変わってきたのでした。

専門とする医療界だけではなく、異なる世界的な問題、例えば地球温暖化問題、世界の各地で現在も勃発している戦争、人種差別、貧困者と富裕層の対立、食料やエネルギー問題等、挙げればきりがありませんが、グローバルな視点で体験するので自身の考え方も変わってくると思うのです。

今までよい面ばかりを書きましたが、意思疎通の困難、食事の変化、旅行すると感じる人種的な偏見との闘い、子供の教育など、結構苦労があるのは事実です。

しかし私の経験では、得られるものはそれらの苦労を補って余りあり、これからの若者は海を渡って少なくても一年以上は滞在して、外国の実情を肌で感じてほしいのです。二、三月のビジターやトラベラーでは分からない異文化内での経験が出来ます。一生の宝ものを手に入れるチャンスです。

現在はＩＴ化が進み、瞬時に世界の情勢が伝わってきますから、その意味では便利になりました。しかし海外情報を早く知ることが出来るようになった事と、海外生活に裏打ちされたグローバルな実体験は異なります。海外の実体験があればそれらの情報は、真偽を含めてさらに理解が深くなってきます。一方の言い分が如何に誇張されているか、ああこれは嘘だなと自分で判断できる場合があります。これは世界情勢を判断するには重要な点で、ぶれない自分を確立する上にも大切な視点であると思います。

第八章　臨床の現場を振り返り今思う事と後輩へのアドバイス

　私は医学部の学生に比較的に厳格に接したり、若い医局員にも背中を意識して自分も早朝から深夜まで授業、研究指導、外来診察、手術の教育など率先して働いたものでした。本当は情にもろく情け深く、慈愛に満ちた仏様の次くらいに愛情深い人間だと思っているのですが……。もっと余裕が有り洒脱な面があればと振り返っています。

　私が熱烈医師だった頃の後輩たちが、先日「先生に厳しく指導していただいたから、今若い医師達を指導できています」と言ってくれましたが、何か報われた気がして嬉しく心が熱くなりました。叱ったり厳しく指導した後味は、孤独で寂しく、これは自分自身に対しての叱責なのだと思う事にしていました。

　現在、医学部は志願者が多い学部とされていますが、本当に医師として適切な人材が医学部を目指しているのか時に心配です。社会的に評価される専門職、ＴＶでも格好良く放映され、財政的にも比較的に恵まれるため何となく医者が良さそうと考えている受験希望者は止めた方が良い。医師には熱い情熱と義務感が要求されるからです。

入学すればぎっしり履修しなければならないカリキュラムが組まれており、学生時代の六年間、国家試験、そして二年間の前期臨床研修医の義務があり、その後、後期研修を経て自分が希望する診療科を専門医として修学できるのです。少なくても八年間は、初心を貫徹できる強い意志と実行力が求められます。

私自身の経験上の事しか言えませんが、医療の現場にいると様々な苦労が待っています。まず人様を診させていただくのですから、患者さんや家族の方々からも診られていることを常に意識しなければなりません。言わば窮地に陥った患者さんの評価に合格する人材になる必要があります。その為には人として信頼される素養を常日頃から修練する心構えが必要です。人が十人寄れば十人の評価がなされます。

現代は社会の多様化で患者さんたちもそれぞれの医師像を持っており、価値観も多様です。随分難しい時代になってきたと思いますが、それに耐えうるように自身を磨く心身の鍛錬が要求されるのです。

学問や知識・技量の習得は時間をかければなんとかなりますが、人間性は時間をかければ身につくというものではありません。先輩後輩や友人間で育まれる人としての幅や高潔さ、全く異なった社会で働く方々とのお付き合い、時には日本を出て世界の人々との交流で異質な文化に晒される経験、多くの読書や人文科学の知識など、幅広い人としての背骨が絶対必要なのです。

私の経験では患者さんは何回かの面会で私を評価し、信頼に値する医師かどうか判断されていると感じたものでした。命を懸けた開頭手術を任せるのですから、当然のことと思います。

その様な心の修練や自分を磨くことを怠った医師は、とかく患者さんとトラブルを起こしがちです。問題児は人間関係の構築に熱心でなく、医師としての規範や基本が出来てないのですね。一生学修を続け人間を磨いてください。

第九章　医師の働き方改革と少しの変革の提言

確かに、医師に限らず失われた三十年の中で国力は右肩下がり、日本人は働き疲れ、精神的なゆとりを無くしているように感じます。未来に明るい希望も期待も乏しく、ＩＣＴの進展でお互い顔を見て悩みを話す友も少なくなってきている、無機質な社会空気が広まっているのも事実でしょう。乾燥した人間関係が続き心の始末に疲れ果て、自暴自棄となって、事件事故を起こしてしまう人も多くなる傾向です。

こうした中で二〇二四年度から医師の働き方改革（医師の残業時間は週百時間以内、一年のそれは九百六十時間以内、ただし脳神経外科医や救急医は二〇二六年度開始）の法律が施行実施されます。労働時間に出張診療いわゆるアルバイトも加味され、教育・研究の時間もいります。大学の学生の教育には、資料作成や効果的な教育をするためのあらゆる工夫を考えて授業に臨みます。「あの先生の授業を聞かなかったら損をする」と学生に言われる内容にするため、毎年資料作りに多くの時間を費やしたものでした。さらに研究に至っては、文献読みから夜遅くまで実験を余儀なくされることは普通でした。自分のノルマを果たすのに多くの時間を費やしたのちに、指導者の立場では、後輩の実験結果の評価からデータのまとめ方、学会発表の要領まで診療で疲れた体に鞭打って、深夜や午前様まで机に向かっていた日々を思い出します。恩師には「人様が寝ている時に同じように寝ているなら良い指導医師になりませんよ」と、入局最初に檄を飛ばされたのでした。約六十年前の話です。

私は時間外という考え方が全くなく、先輩から引き継がれた医師の義務として何の考慮もなく当然と思って従事していました。従って私は、個人的に時間外労働時間の申告をした記憶はありません。

私が医師になった時にはこうだったと野暮な話はこれ以上しません。時間の流れと共に世情や社会風潮は変化し、医師に対する社会の理解も変化していることは肌に感じます。

医師の過労死は過去にもありました。現代では働き方の多様性が広く認識され、今では不幸にして亡くなられた方が大きく報道されています。

私の四十年以上の医師生活の中でも、どこか遠い誰も知らないところへ行って自由に暮らしたいと思うほど、自身の責任と過重な労働に心が追い詰められた時もありました。この様な心持ちは医師の誰もが一度は経験しているだろうと推定しています（私は故フランキー堺さん主演の〝私は貝になりたい〟の映画が好きです)。

特に大学病院では、繰り返しになりますが、自分に課せられた修学、研究(指導も含め)、手術をはじめ臨床の実践、そして私の場合は後輩の指導、教室や病院の運営などよくまーやってきたものだと今更ながら振り返るのです。私自身が壊れずに医師生活を全うできたのは、一つには目の前に、私が今までに培ってきた知識と経験、手術技術を必要とする患者さんがいる現実と、自分を信じて研修に励む若い医師達がいたからだと思います。

人が生まれてきたのは、それぞれの人生に義務を背負って来たからであり、それに背く行動は私にはできませんでした。私を子供の頃から育ててくれた家族や指導して下さった先輩への恩義や、同じ悩みを持った友人たちの激励無くして医師生活を全うすることはできなかったと思うのです。

もう一つ私を救ったのは、「時間」という強い味方がいる事に気付いたからです。大きな壁に突き当たってどうにもならないと思っても、時間が経つにしたがって問題の考え方は変容し、なんだそんな些細なことに悩んでいたのかと気付かされたことは数えきれないほどありました。

今現在、壁に当たって悩んでいる若い医師がいると思いますが、時間が味方をしてくれます。決して自分を責めないで欲しい。今の苦しみは医療を志した先輩が誰もが通った道程なのです。

三つ目の対応は、心の憂さや心配事を家族や友人先輩などに吐露する方法です。とに角、自分一人で抱えず外に放出するのも解決の方法です。

社会構造の変化、特に高齢化社会を迎え、医療ニーズの変化にも着目する必要があります。大学病院は高度医療を提供することが要求されていますが、全ての診療範囲を網羅する時代は終わったのではないでしょうか。がん治療や心臓血管治療は、それに特化した公立あるいは民間の医療機関への流れが出来つつあるように思います。それに代わってプライマリケア、そして、高齢社会となり、終末期医療・在宅医療などが新たな社会ニーズとして挙げられます。従って大学の使命もそれらのニーズに沿った人材養成の方向を真剣に考える時期であろうと思います。患者さんにとって、望まれる「幸せな死」を提供させていただくのも医師の使命と考えています。

一方科学の進展でＡＩによる医療の質の向上が現実のものとなりつつあります。

例えば病理診断やＣＴ、ＭＲＩの診断にＡＩを活用して医師の負担を軽減することが報告されており、問題になる例は医師の最終診断に依るようになるでしょう。あまり遠くない将来にＩＴを活用した病棟運営や診断・手術など広範囲なドラスチックな変革が訪れるでしょう。現在の医療提供システムが過去のものとして語られるように……。

以上述べてきた様に、医師の心身の重圧を軽減してくれる方策が多彩にそして深化しているのです。それでも、しなやかで強靭な医師スピリットを涵養することは、医師に課せられた永遠の責務であると思うのです。

現在、日本の殆どの診療科は主治医制度で、二十四時間若し受持ち患者さんに急な変化があれば、時間に関係なく携帯に連絡が入ります。それだけいつも精神的な緊張を強いられているのですね。

五十年前に経験したシカゴの病院では、午後五時になると一人の当直医に申し送りをして、主治医の義務権限は全面的に当直医に移り、翌日始業時に元に戻すシステムでした。また急患の手術患者が入院すると、ファースト・コール、セカンド・コールとして呼び出されるのです。これを輪番制にすると、医師個人の精神的肉体的負荷が軽減されると思うのです。特に急患の多い診療科は有用だと思います。

一方、当時の病院では他のコメディカル（看護師、放射線技師、臨床検査師、薬剤師、事務方など）は完全に三交代制で、手術の最中でも一分もたがわず看護師が交代していたのは印象的でした。

日本にも教育とテストをパスした看護師をナースプラクティショナーとして、医師業務の一部を実践することが出来るようになっていると聞いています（米国では小縫合や簡単な処方箋の発行など）。大学病院の医師業務は特に多忙で、それだけ研鑽が必要です。診療業務以外にも、先に述べた学生講義や指導、研究の指導や学会発表、人材の涵養など多くの業務が付加されますが、慣れればそれなりに楽しく出来るように慣れてくるものです。書類作成、診断書など多くの業務をこなさなければならないのですが、簡単な業務でしたらサポーターが事前に記載して、後に主治医が確認すればよいのです。外来での医師業務のサポーター・クリニカル・クラークシップ制度は、公的にも認められ次第に改善はされているようです。もう一線を離れ十五年になりますので、その他多くの医師の働き方の改革が出来ていることでしょう。

私にはもう一つの心配があります。どの診療科を選択するかは憲法に保障された「職業選択の自由」で、本人が決めることが出来ます。

最近の情報では、内科や外科、産婦人科、脳神経外科の様に救急患者を扱う診療科を希望する医師が減少しているという事です。

医療業務に負担感の少ない診療科を選択するのは良く分かりますが、困難な診療科に身を置いてきた私には、患者さんが助かり社会復帰される喜びを一層心の中でかみしめ、脳神経外科医を天職としたことに誇りを感じたものでした。

その様な人生選択の仕方もあることを心に留めて頂きたいと願います。敢えて困難な診療科を一生の時間にするのも一つの考えでしょう。

もう一つ将来に渡って考えなくてはならないのは、例えば内科でも臓器別専門医が増え、心臓循環器専門医が当直をしている時に胃腸系の病人が搬入された時に、適切な対応がされるかどうかです。私自身が脳神経外科医ですから、肺呼吸器疾患に適切に対応できるかと問われても自信はありません。その様な医師の疾患特化型ではなくて、ファーストタッチのできる総合診療医の養成が急務です。この問題は相当以前からの懸案でしたが、一向に大きな改善は出来ていないように思われます。

第十章　全く医療を離れ、心を「空」にする時間も必要です　そして再び「死」について

　毎日医療の世界で働くと世界観が狭くなり、こうでなければならないという固定観念にとらわれます。実は私自身もその様な毎日でしたが、退職後四国遍路旅に出て心が穏やかになり、毎日を生きる意味に気付いたのでした（拙著『医師に宗教は必要か』を読んで下さい）。

　何も宗教だけなく自分の趣味、スポーツ、社会貢献など時間が許せば医療の世界の外で生きがいのある生活を過ごすのも、頑なになりマンネリ化した医師生活を明るく豊かにしてくれるでしょう。

　人生の達人は、その様な生活や精神の置き場を移動させる方々に多く、幅広い社会で楽しみながら日々を過ごされています。私が選択した四国八十八ヵ寺遍路旅においても、全てのお寺さんの参拝や巡る道中の出来事や自然のお出迎えに、心は「空」になり、全く経験したことのない世界へと導かれました。別著を読んでいただくと分かると思い

ますが、過去の挫折・失敗・悔悟の気持ちを優しく癒して下さり、そして〝洗心〟は決して難しいことではないというのが正直な気持ちです。

ここで前拙著にも記しましたが、「死」について、少し思考を深めたいと思います。

以前私が空手の練習中に顔面打撃で脳震盪を起こし、意識不明になった時に何とも良い気持ちになり、介抱せずこのままで放置してほしい気持ちであったと書きましたが、同様の気持ちになる状況があるようです。臨死体験をした人々が、何とも言えない心地良い音楽が聞こえ、美しいお花畑が見え、もう現世に帰りたくない気持ちになったとの報告があります。この様な経験をするのは、死に臨み脳から快楽物質・エンドルフィンが分泌されるからだとの説があります。

臨終を迎えた方が、苦悶の表情からやがて幸せに満ちた仏様のお顔に変貌する事実を多く経験した私は、「死」が決して苦痛のみでないと思うのです。その後の黄泉の世界での出来事も、臨死体験をした方々によって語られていますが、未経験の私にはわかりません。「死という未来」は案外楽しい事が待っているのかもしれません。まず先に逝った肉親とも会い、別離以降の積もる話もしよう、国内外の友人恩人にも会いたい、先に旅立った後輩にもお詫びを言いたい、その他仲良くしていただいた友人たちにも会いたいなど、次から次へと思いは膨らみます。

話が横道にそれましたが、心を「空」にする事は決して難しいことではないのです。外見から整えるのであれば、座禅、滝打たれ、断食、体力を限界まで使ったスポーツなどが考えられ、心身ともにリラックスした瞬間のデフォルトモードでもその様な状態に導かれると言われています。

何をお話ししたいかと言いますと、自身の仕事に一〇〇％力を入れ続けることは、心身のダメージにもなるという事です。医療以外の世界にも目・心を向ける余裕のあるライフスタイルがいいのではないでしょうか。

ニュートンは林檎が落ちるのを見て、「万有引力」を見いだし、ｉＰＳ細胞を発見した山中教授は、風呂上がりの寛いた時に閃いたと言うではありませんか。

第十一章　高齢者になって見えてきた事

世間はよく言ったもので「男性は過去に生き、女性は現在と未来に生きている」けだし名言です。その通り私は自身自分の歩んできた道をなぞらえる事しかできず、あの時あの機会にこうしたらとしか考えが及ばないのです。特にこの歳になれば……。

女性の平均寿命は世界中の国々で男性より長く、強いしたたかな生き方をされている方が多いような気がいたします。一説に女性ホルモンは長生きホルモンで、過去のことにくよくよしない、一方男は過去にこだわっているのですから、最初から勝負になりません。言われることを「ハイハイ」と従っているのが上手な生き方なのでしょう。

もう一つ「籠に乗る人担ぐ人、そのまた草鞋を作る人」というのがあります。どの組織でもそうですが、一つの事業を成し遂げるには適材適所の配置が必要で、そういう役割を分担する人材が必要なことのたとえです。ただ籠に乗ってしまえば、それを支えた人材を忘れふんぞり返る人には、それだけの器量しかないのだと思う事にしています。

その様に人格変容した人も身近にみてきました。

もう一つ祖母が良く言っていた言葉「人の振り見て我が振り直せ」は名言で、あのような人になってはいけないと気づくことが多々ありますね。わが師にはなりえません。「我以外皆師」と矛盾するではないかと言われるかもしれませんが、その様な気づきを与えてくれるから『師』なのです。いわゆる反面教師というものです。

最近、私自身も感じるのですが、高齢になるとフレイルのために脳機能、筋骨格系すなわち足腰膝手が痛くなり、心身の機能が低下してきます。ある事象に対して弾力的な発想が出来なくなり、いわゆる頑固になります。その結果、周囲に思わぬ迷惑をかけます。「老いては子に従え」という事です。

今、認知症の患者が増えています。近時記憶（例えば、朝食をとったことを忘れ、そのメニューも言えなくなる）がすぐ消失し、進行すると正しい判断が出来ず、過去の記憶も薄れ、徘徊、交通事故、犯罪などで家族のみならず社会的にも問題になる状態にもなります。高齢者自身や周囲にいる者が、厳に注意しなくてはならない病態が出現し進行してゆくのです。

話がそれましたが、つくづく社会は広く、多様な考え方の人々で構成され、それらを縦糸横糸に紡いだ複雑な構成で成り立っていると思うのです。

一方、香川大学長時代には、六学部のこれまでの歴史、実績、将来の方針なども次第

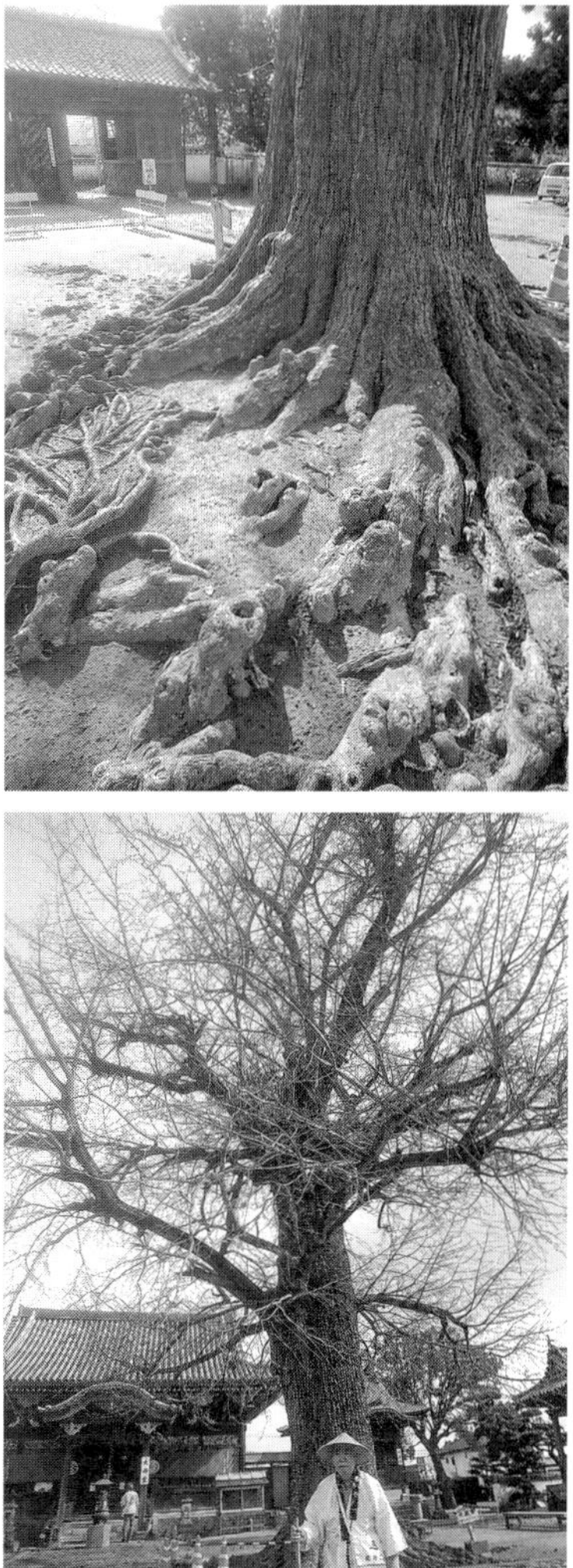

複雑に絡み合った銀杏の根っこ。大木に成長した木が象徴するように社会はあらゆる関連をもって成り立っている

に知識として集積していきました。各学部の先生方の将来への考え方や自身の研究の将来展望についての考え方もユニークで、一研究室の実績にとどめるより、他学部のある研究に組み込めば相乗的に卓越した研究になると考えたものでした。専門内で研究の将来を考えるより、全く異なる視点でマージすると、もっと将来が広がると思い、示唆申し上げたこともありました。広くまた高所で物を見る大切さを実感した次第です。経験を積み、より広く社会を俯瞰できるようになれば、それ相応の新しい社会が見えてくるという話です。

現在も、地球温暖化を契機に世界中で異常気象が続発しています。人類は利便性と利益追求を止めようとせず、広大な森林を伐採し、焼き畑で農地を確保して食料や飼料確保に突き進み、その為、野生動物は住処を追われやがて、絶滅危惧種になって、その内の何％かは地球上から姿を消そうとしています。その様な地球環境破壊の上に、世界に広がる干ばつ、異常降雨、モンスター台風、ハリケーンなどは、相乗的に生態系を破壊しています。食料・水不足による飢餓も、近い将来予想されている現状を知るにつけ、人類は今後とも協調してこの地球を守ってゆく方向へと歩んでほしいと願っています。過去の歴史でも明らかなように、人々は絶望的状況でも、新しい社会システムを構築して現在に至る英知と才覚を持ち合わせているのです。

日本人のみならず世界のリーダーの無責任な発言や行動を見聞きするたびに、私のように一人でも生命をお助けする、あるいはその方々の生命力をサポートする事に人生を捧げてきた老人は、人の性の恐ろしさを痛感すると共に、無力感に打ちひしがれます。

あるＴＶで昆虫が絶滅すると、四年間で人類も絶滅するというお話を聞きました。食物連鎖や生殖で次世代に命をつなげるのには、すべからく昆虫の力が必要という趣旨でした。地球誕生から現在まで、気の遠くなる年代を重ねて生命をはぐくんできた生物界で、人類がその頂点に立っているのですから、近い将来地球の全生命を救う英知と仕組みが生まれてくると信じます。歴史は現在の様な偏向や揺れを人類が何度も克服してきた事実を示しています。苦難な時こそそれを乗り越える人類の良識が生かされ、やがて現状が好転し、将来への不安が杞憂であったと未来の歴史書に明記されると信じています。もうすぐ「春」が来ます。そして未来を信じ、孫子の代にも平和な心持ちで毎日を過ごす事ができることを祈っています。

第十二章　四国遍路旅に想うこと

もう一つ私の心の在り方を変えた場所が、今もそのまま保存されています。実家の横の道を真っすぐ山に向かうと、七十一番札所・弥谷寺に至ります。まず仁王様にご挨拶してなおも石段を進むと、百八段の階段があり、その登りついた正面に大師堂があります。

その場所は何個かの巨大な岩に覆い隠された広場の様相をしており、昼でも暗く広い空間ですが、弘法大師様のご学問所として善男善女がお参りしています。岩に囲まれた暗い回廊をさらにぐるりと回るとさらに暗くなり、突き当たりの岩をくり抜いたように小さく

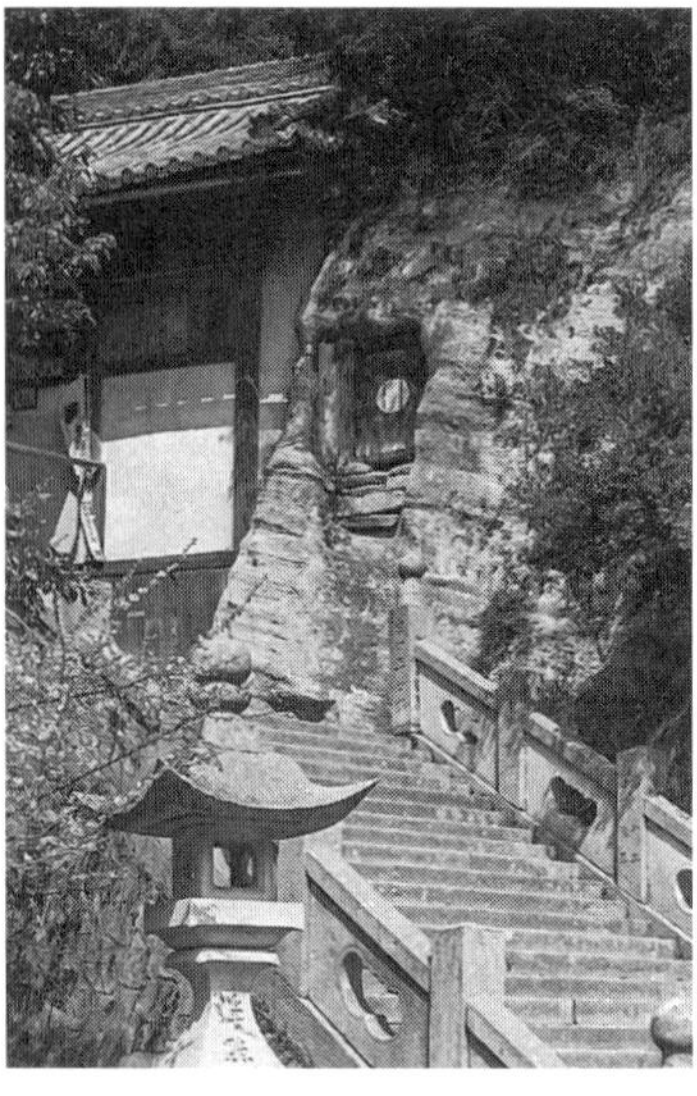

71番札所、弥谷寺の大師堂。昭和50年当時の写真で石段最上段の上に、丸く小さい明かり取りの窓が見える。同級生のＴ君、弥谷寺のご好意による提供

丸い灯り明かり取りの窓があります。

静寂の環境の中で、五感を遮断して、一心に心の修行をされたご学問所です。もう数えきれないほど（住職さんの息子さんが小学校の同級生T君で、その頃から出入りしていました）その空間に座して、ここで弘法大師様は仏道の修行をなさったと思うと、子供ながら厳粛な気持ちになったものでした。

今でも瞑目すると、大岩に囲まれたその静寂と神聖な空間に、心は無になりデフォルト・モードになります（拙著『医師に宗教は必要か』をご参照ください）。若し凡人の私がこのような環境で一生修業をするように義務付けられても、学修に没頭することは誠に困難であったと言わざるを得ません。

小さい時からその様な環境を知り、現役を引退後に自分を見つめなおす四国遍路の旅へと導いていただいたご縁に感謝しています。子供の頃の小さい感動が、人生の最終章に一念発起の動機になった

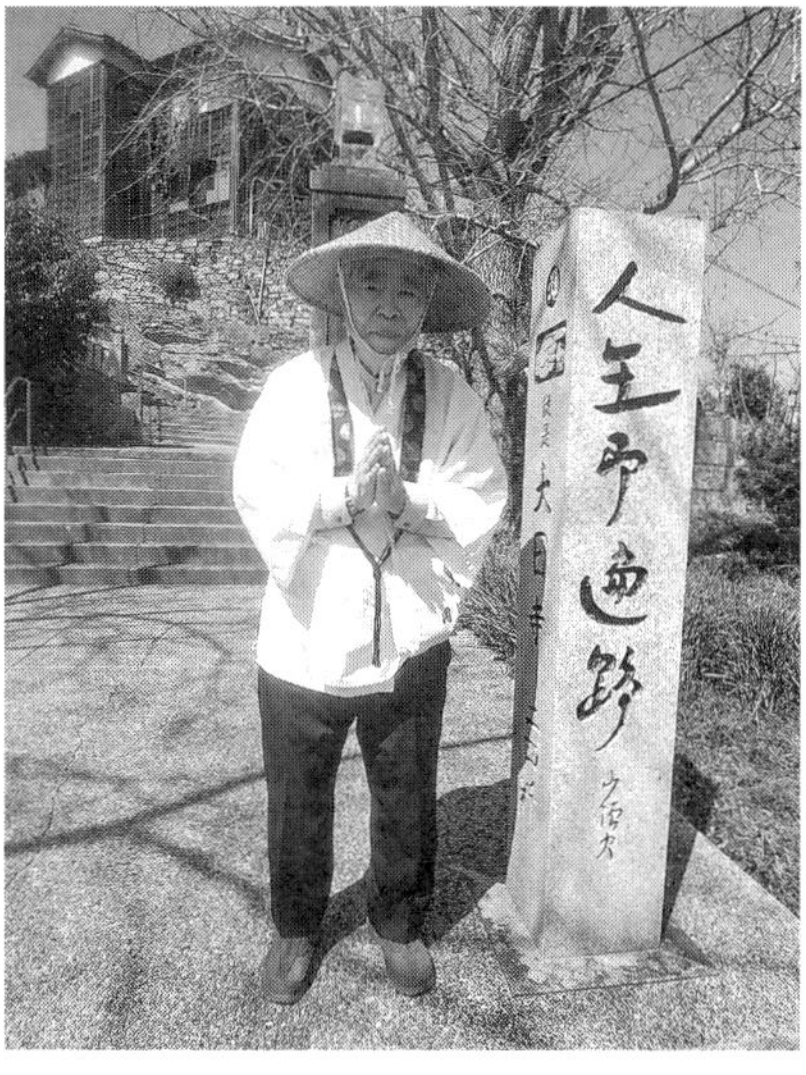

四国遍路姿の色々
山頭火の「人生即遍路」の碑がある

のですから、神聖な空間もわが師であった訳で人生は不思議なものです。

　私は退職した六十五歳から、四国八十八ヵ寺の巡拝の旅に出て、約十五年間で十回の結願を致しました。私の人生や考えを根本的に叩き直し、心の底のわだかまりを払拭していただきました。長く辛い道のりでしたが清々しい旅路でした。

　令和六年二月から十一回目の結願を目指して遍路旅に出ました。長年のコロナ蟄居と足腰の痛みのため、どれだけ続けられるか分かりませんが、久々の清らかな青空の中、寒風もまたよし、と委縮した心持が膨らむ思いでした。人はこのような状態を「四国病」と呼んでいますが、遍路を打つ（四国八十八ヵ寺を歩き巡ることをこう呼んでいます）前向きの気持ちに、まだまだ生かされている自分を感じています。

　今四国ではこの遍路旅を世界遺産に登録へと盛り上がっています。そこで裏話になりますが、私自身が感じた、世界遺産になるための見方を変えた意見を申し上げたいと思います。

　若し世界遺産に登録となった時には、当然のことながら外国から多くの参拝者が訪れます。先ず巡拝する遍路道の整備が急がれます。寺々を巡って、弘法大師様に近づきたいという時間の中に、巡拝寺から次の寺を目指して歩く時間が自分を見つめなおし、お大師様のお教えをさらに深化するには必須だと思います。よくスペインのサンティアゴ・デ・コンポステーラ巡礼が引き合いに出されますが、そこは巡礼する道が広く良く整備されており、高齢者、子供も容易に聖地に向けて歩めます。遍路道がなぜ大切なのか。自分の足で一歩ずつ目的のお寺に近づいていく時間が、自分を見つめなおすための時間だからです。それは思索の時であり、心の中で過去の自分の数々の苦悩や疑問、そしてこれからの在り方について、他人の干渉なく弘法大師様と対話をしながら歩むためのものなので、とても重要な時間なのです。遍路道は同行二人で弘法大師様との対話の時なのです。

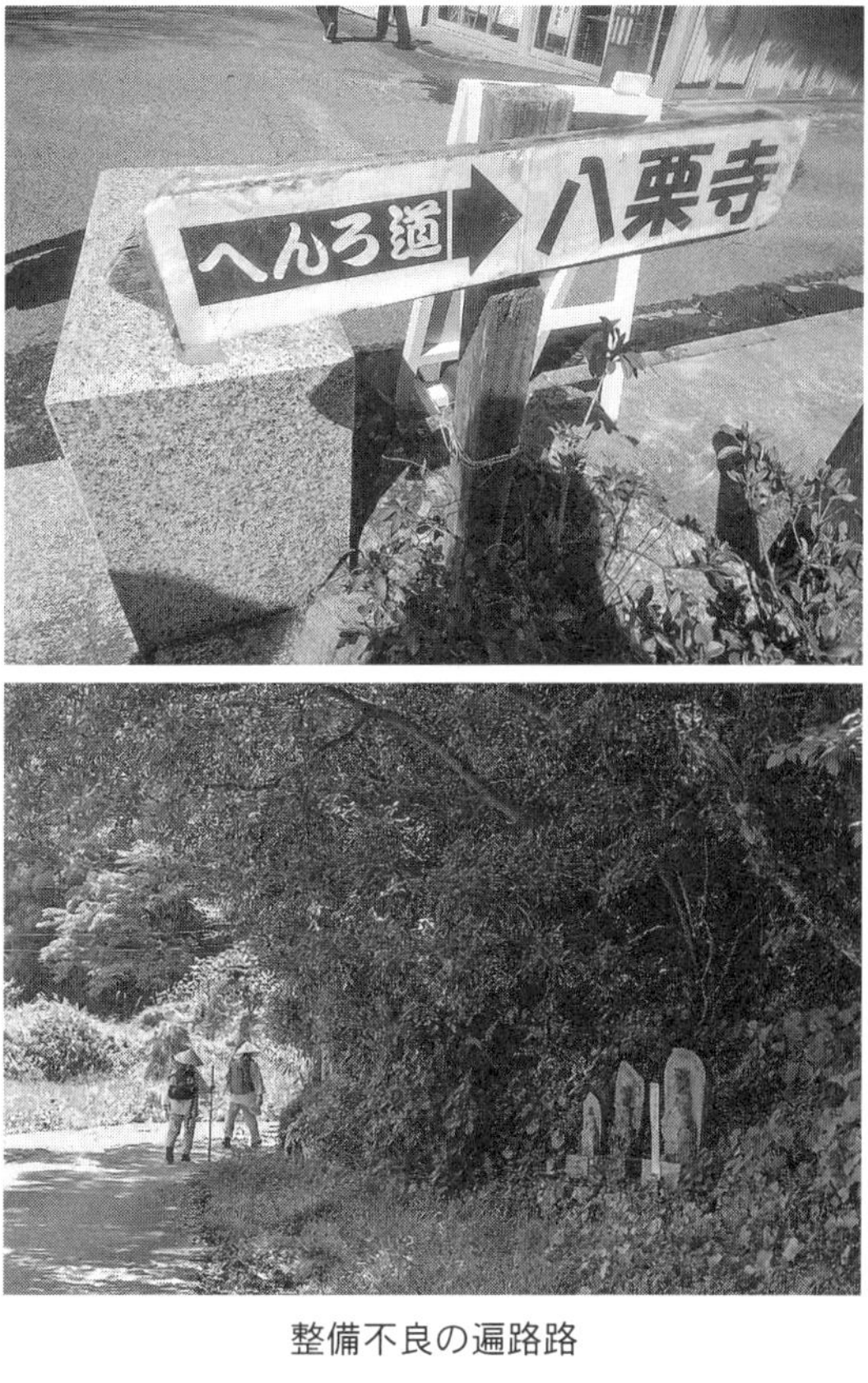

整備不良の遍路路

スペインの道端には大規模な休息場や食堂、宿舎が整備されています。現在の四国遍路道は道標も古く、また方向や次の休憩所まで何マイルといった親切な情報が少ないように思います。もっと歩きやすく道幅を広くして、外国の老若男女が次のお寺に辿りつけ易いようにした方が良いと思います。

そうすると四国遍路の険しい修業の特徴がなくなるという方もいると思いますが、今の浅草や京都を訪れる外国からのお客さんの混み方を見ると、必ず将来その問題が出るでしょう。

旧いが故に価値があるのだとの意見もあるでしょう。心の準備が出来て巡拝される外

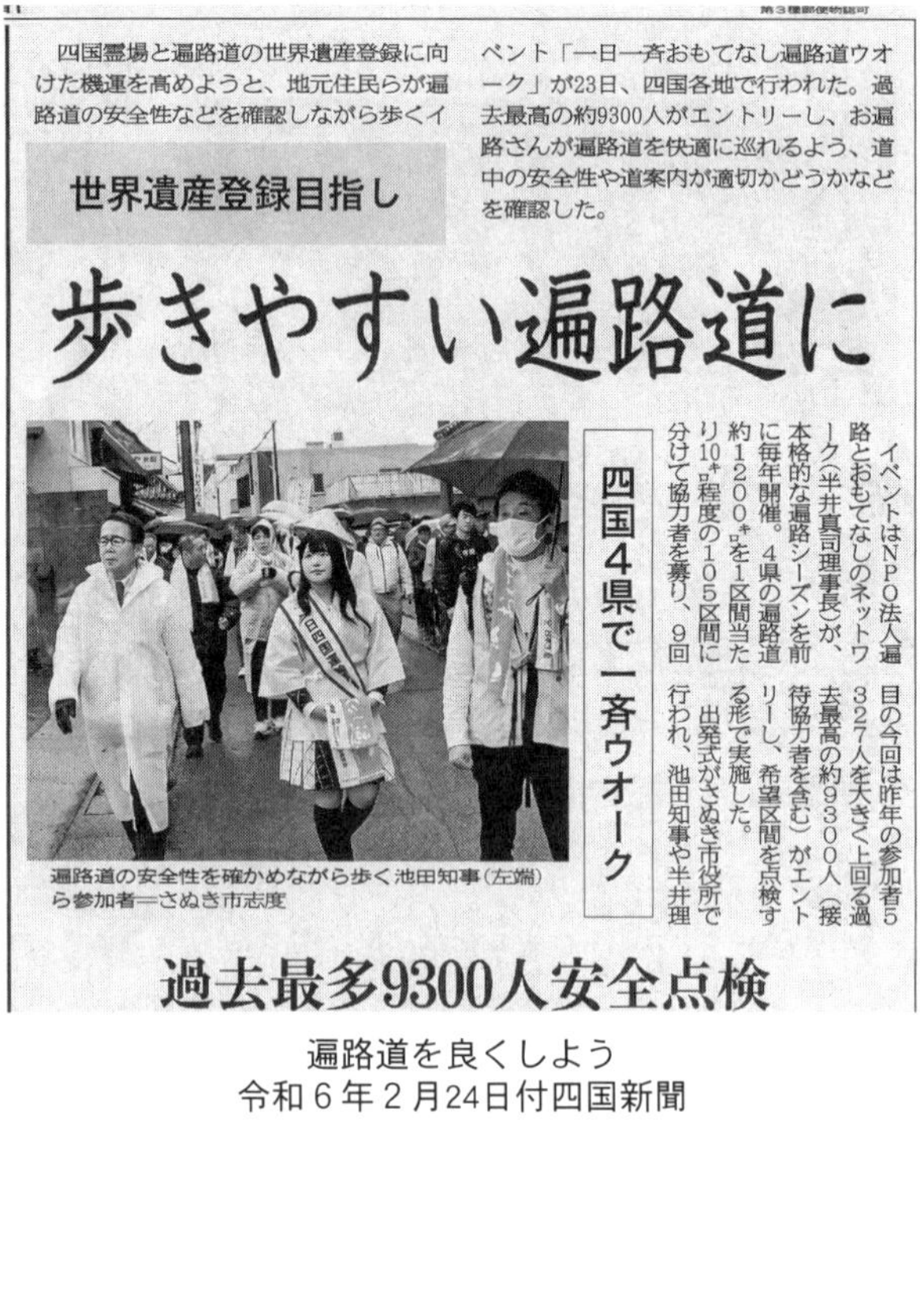
第3種郵便物認可

四国霊場と遍路道の世界遺産登録に向けた機運を高めようと、地元住民らが遍路道の安全性などを確認しながら歩くイベント「一日一斉おもてなし遍路道ウオーク」が23日、四国各地で行われた。過去最高の約9300人がエントリーし、お遍路さんが遍路道を快適に巡れるよう、道中の安全性や道案内が適切かどうかなどを確認した。

世界遺産登録目指し

歩きやすい遍路道に

四国4県で一斉ウオーク

過去最多9300人安全点検

イベントはNPO法人遍路とおもてなしのネットワーク（半井真司理事長）が、本格的な遍路シーズンを前に毎年開催。4県の遍路道約1200キロを1区間当たり10キロ程度の105区間に分けて協力者を募り、9回目の今回は昨年の参加者5327人を大きく上回る過去最高の約9300人（接待協力者を含む）がエントリーし、希望区間を点検する形で実施した。

出発式がさぬき市役所で行われ、池田知事や半井理

遍路道の安全性を確かめながら歩く池田知事（左端）ら参加者＝さぬき市志度

遍路道を良くしよう
令和6年2月24日付四国新聞

国人には良いかもしれませんが、若い一寸興味があって訪れる方々には、応用編になること必定です。前にも書きましたが、外国人にも安心して満足していただけるトイレ、休憩所、宿泊施設の充実は避けて通れない問題です。

次にお寺さんで気付いた問題に触れます。お寺それぞれに私が巡った十五年間で随分きれいに整備されてきました。然し未だに大師堂の弘法大師像が埃をかぶっていたり、石段がちぐはぐで高齢になった私は何度も足を捻挫しそうになりました。特に長い石段を歩きなれていない外国の方は、随分難渋されるだろうなと思う事が何度もありました。

そして納経帳ですが、まず団体の方の一行に遭遇すると個人の納経帳記載は後回しになり、三十分以上待つことはざらです。書いていただく方をもっと増やして、団体と個人対応を別にしてほしいと思います。個人で参拝する一つの楽しみは納経帳のお寺さんとの会話なのです。「よく参拝されました」「お疲れさまでした」の一言や一寸した世間話が嬉しいのです。

外国人が多く巡拝するようになると、外国語での対応も必要でしょう。従ってお寺さんも簡単な英会話やお寺の由来、そして宝物などがあれば説明できるくらいの会話力も必要になるでしょう。彼らは日本人以上に話をするのが好きです。ただお経を差し上げるご本堂や大師堂の対応とは異なり、温かい会話が巡拝者の疲れを癒し、満足感を満たしてくれることでしょう。これは巡拝した者でなくては分からないと思います。

時にはお寺さんや地元の方々のおもてなしがありますが、これは嬉しいものです。外国のお客さんにはたまらない温かい思い出になること請け合いです。それにトイレの清潔さもおもてなしの要件です。是非今のうちに、外国の方が気持ちよく使用できるように改装をお願いいたします。

最後に、ご本堂や大師堂での納経の際、所謂先達の方の不必要なご指導には閉口します。やれお線香のさす部分がどうの、ご本堂や大師堂の参拝のマナーがどうの、お経の読み方がどうのなど、余程マナーを逸脱しているのなら仕方ないのですが、自己流でも一心にお経を拝読していればいいし、菅笠が少し曲がっていてもいいじゃないですか。参拝している本人はやっと目指す寺に辿り着き、心の安寧を祈願しているのですから余計なご指導は遠慮いたします。外国人は特に自己流が多く、信仰の形式は個人の自由という事で、余計な指導は拒否されると思います。

この点は仏教界でもご指導をお願いします。世界遺産への登録の道は長いと思いますが、私が頂いた心の洗濯を外国の方々も享受できるのでしたら、それはそれで素晴らしいことと信じます。私自身の巡拝の途中で気付いた諸々のことを書かせていただきましたが、失礼があればお許しください。

第十三章　未だ心に残る忘れえぬ風景

この歳になって目をつぶると昔の忘れられない光景が浮かんでくるものです。心の底から感動し今、生きているという実感を与えられた数々の風景が、懐かしい思い出と共にふっと浮かんでまいります。当時の瞬間を想うと、また生きてゆく勇気が与えられます。

皆さんもきっと将来、感動的な景色を想いだすことがあるでしょう。

一番心に残るのは、オーストラリアのメルボルンで国際学会に出席しての帰途、日本到着二、三時間前に飛行機のわずかに開いたカーテンの窓から見えた刻々と変わる夜明けの空の色彩の変貌です。

漆黒の闇の間から薄い紫色の帯が現れ、次第に明るさを増してやがてオレンジ色となり、ご来光の輝きを増して、時間の経過と共に朱色に変化しました。言葉では表現できない荘厳な太陽の精が人類に幸せと夢を送って頂いていると、素直に感動しました。高度の飛行機からであり、ガスも雲もない澄みきった条件も加わったからかもしれませんが、最も忘れがたい感動的な景色でした。

あの様な荘厳な陽光を高高度から拝見すると、地球上の人々の生死をかけた闘争が、全く無意味なものに思えたのでした。宇宙飛行士が青い生命力に満ちた地球を一望した時、人類は皆兄弟と心底感じたという言葉を想いだすのです。

次に記憶に残るのは、シカゴに在住中、秋に家族で隣の州であるウイスコンシン州の湖畔から夕陽を望んだ瞬間です。ウイスコンシン州の秋は紅葉が美しく、日本のそれと異なり赤い森、黄色い森、緑の森が続きます。静寂と湖面に写る紅葉の色に、遥か故国に想いを寄せ、時にカナディアン・ギースの群れに目をやる時、故国の皆はどうしているかと思いを寄せたのも懐かしい思い出です。

そして学会で訪れたドイツのミュンヘンの新市庁舎の、ユニークなからくり人形の仕掛け時計なども印象的でした。ミュンヘンは、私の米国の研究結果を初めて国際学会で発表したので、特に印象に残っ

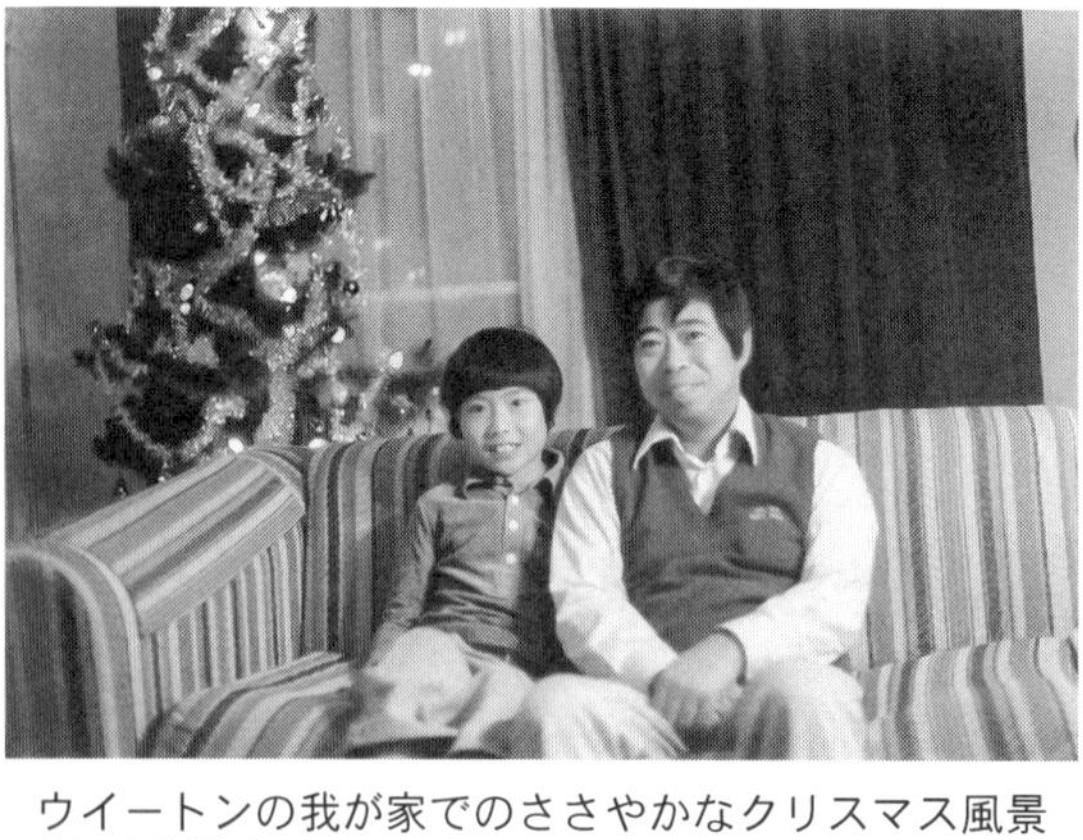

ウイートンの我が家でのささやかなクリスマス風景
（当時小学生の長男と）

ています。とびっきりおいしいビールと特大の豚の片足のハムを自分で厚切りにして食べ、お腹いっぱいになった後は、ホテルへどうやって帰ったのかも覚えていません。

私が住んでいたシカゴ郊外のウイートンでは、雪が降りしきる厳寒の中、それぞれの家でクリスマスから新年にかけ色とりどりのイルミネーションを家内外に飾ります。もの珍しさと美しさで心豊かになった私は、厳寒の中、ゆっくりと周辺をドライブしながら鑑賞しました。特にミシガン湖に沿って走るレイクショーア・ドライブからは、シカゴ市の高層ビルのイルミネーションがミシガン湖に映え（冬は凍結）ていました。ビル街のスカイラインを眺めながら、「日本を離れ異国に居るんだな」と思いつつ、夢のような時間の流れを一生の宝だと思ったのでした。

記した様に強く感動を覚えた景色は、いずれも不思議と外国のそれであり、旅情に誘われいつまでも印象深いものとなっています。

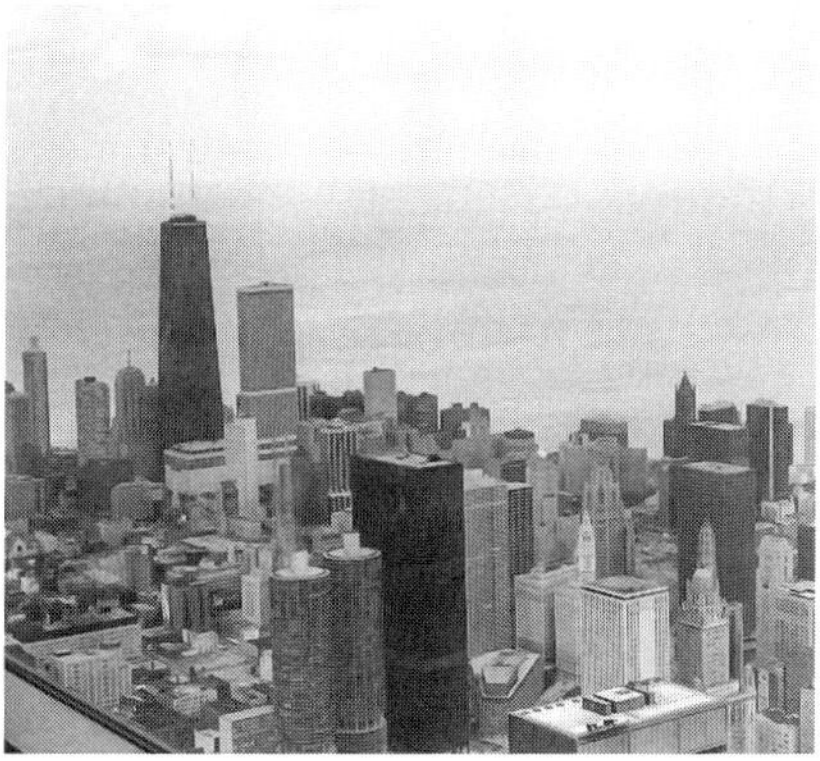

シカゴ市のダウンタウンをシアーズ・タワーから見る。ミシガン湖が美しい

おわりに

私の生涯を振り返り、偉大な自然の生命力、先人のご指導から大きな影響を頂いて、今自分があることを今更ながら思い至りました。考えてみるに、人々は皆そうやって先輩から後輩へと一生の時間をやりくりしているのです。

私は十回の四国遍路旅を歩むことで、長年汗水を流した医療の世界しか知らなかったことを思い知らされました。

医療の道を志して、その内の脳神経外科という専門科で一生の大部分を過ごした私にとっては、現在の世界情勢の変化に対しては全く無力です。ただ私が子供の頃に過ごした終戦後の貧しい空腹の生活は、子供や孫の時代に味わわせたくないのです。

その心持ちは変わらず年齢も顧みず、十一回目の旅に出て寺々を打っています。どうぞより良い世界を与えてくださいと……。

自分の生きてきた時間をさらし、後輩達が何かを感じ取り、将来への考え方やより良い世界を築く礎になってくれればとの思いで記してきました。

ただ光明は見えてきています。昔では考えられなかった世代が、個々の得意の分野で自己研鑽し、日本から世界中に出かけて行って、素晴らしい評価を得ている現実をみると、太平洋上空で見た燦然と輝く太陽のように思えてくるのです。

今、大人は若者の決意に負けています。社会のあらゆる潜在力を統合し、新たな日本のあるべき将来の姿・夢を現実のものにしていただきたいと念じるばかりです。

俳聖　松尾芭蕉は死の四日前に、「旅に病んで　夢は枯れ野をかけ廻る」と詠んでいます。この「夢」は過去の出来事ではなく、これからこうしようという将来に託す能動的な「夢」と私は理解しています。孤独な絶望の時にも夢を見続ける偉大な人であったと信じています。自分もその様な人であり続けたいと願っています。

向後何回も桜花を愛でて、秋の金木犀の香りに癒される日々を迎えたいと願う日々です。

二〇二四年・早春

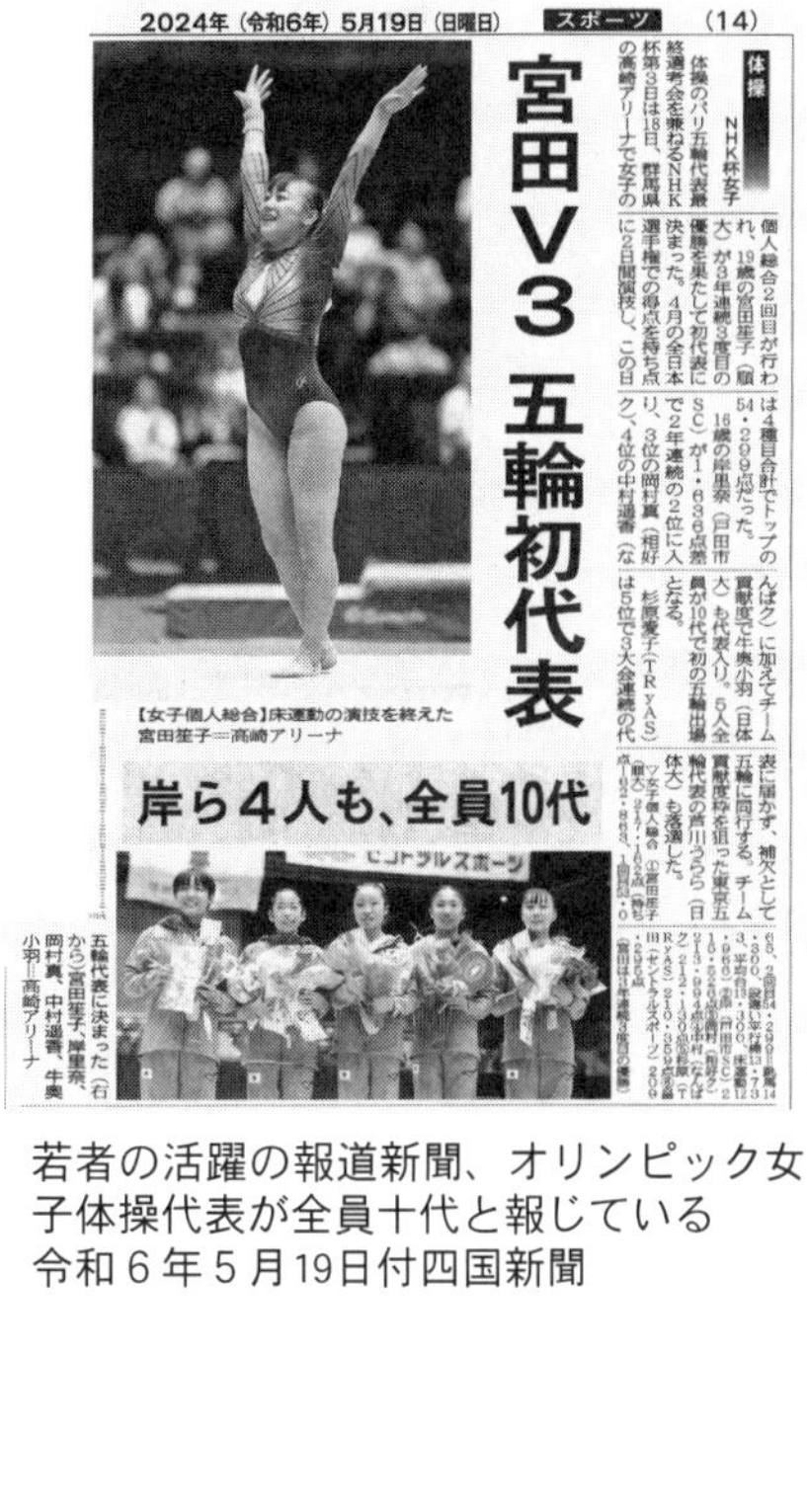
2024年（令和6年）5月19日（日曜日）　スポーツ　（14）

体操　NHK杯女子

宮田V3 五輪初代表

体操のパリ五輪代表最終選考会を兼ねるNHK杯第3日は18日、群馬県の高崎アリーナで女子の個人総合2回目が行われ、19歳の宮田笙子（順大）が3年連続3度目の優勝を果たして初代表に決まった。4月の全日本選手権での得点を持ち点に2日間演技し、この日は4種目合計でトップの54・299点だった。16歳の岸里奈（戸田市SC）が1・636点差で2年連続の2位に入り、3位の岡村真（相好ク）、4位の中村遥香（なんばク）に加えてチーム貢献度で牛奥小羽（日体大）も代表入り。5人全員が10代で初の五輪出場となる。杉原愛子（TRyAS）は5位で3大会連続の代表に届かず、補欠として五輪に同行する。チーム貢献度枠を狙った東京五輪代表の芦川うらら（日体大）も落選した。

【女子個人総合】床運動の演技を終えた宮田笙子＝高崎アリーナ

岸ら4人も、全員10代

五輪代表に決まった（右から）宮田笙子、岸里奈、岡村真、中村遥香、牛奥小羽＝高崎アリーナ

若者の活躍の報道新聞、オリンピック女子体操代表が全員十代と報じている
令和６年５月19日付四国新聞

あとがき

本書の中には、これまでの5冊の拙著の中でご紹介した事例や出来事も含まれていま す。然し時間が経って思い起こすに、私に大きな何かを残していただき、高齢になると別の風景に見えるのです。その様な経験を与えて下さった先師に改めて感謝とお礼を申し上げます。

謝辞

本書を上梓するに当たり、本文の内容に懇切かつ詳細にご指導を頂きました元香川大学学長　木村好次先生に深甚の謝意を表します。

写真を提供いただきました香川県三豊市観光交流局様、同級生のT君および四国遍路71番札所　弥谷寺様のご好意に心からお礼申し上げます。

また細部までご指導いただきました美巧社の田中一博様に感謝申し上げます。

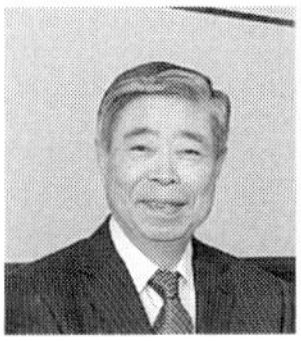

長尾　省吾（ながお・せいご）

昭和42年３月　岡山大学医学部卒業
昭和43年４月　岡山大学医学部附属病院脳神経外科教室入局
昭和49年７月　岡山大学医学部助手
昭和50年11月　岡山大学医学部附属病院助手
昭和51年12月　米国留学（イリノイ州クックカウンティ病院脳神経外科研究員　米国・シカゴ）
昭和57年４月　岡山大学医学部附属病院講師
昭和61年10月　香川医科大学医学部助教授
平成３年７月　香川医科大学医学部教授
平成15年10月　香川大学医学部附属病院長
平成20年４月　香川大学名誉教授
平成20年６月　JA香川厚生連代表理事理事長
平成20年９月　香川県医療政策アドバイザー（委嘱）
平成23年10月　香川大学学長
平成29年９月　香川大学学長退任
平成29年10月　JA香川厚生連顧問
平成30年11月　瑞宝中綬章
令和３年12月　農協人文化賞

医学博士（昭和51年）。日本脳神経外科学会特別会員。日本脳卒中学会専門医（20030069号）。日本脳神経外科学会監事・評議員。日本脳卒中学会評議員。日本脳循環代謝学会名誉会員。日本脳卒中の外科学会特別会員。日本脳腫瘍の外科学会名誉会員。

近想遠望Ⅳ

我以外皆我師―ある脳外科医の自然と人間の絆―

2024年７月１日　初版発行

著　　者　長尾省吾
発 行 所　株式会社　美巧社
〒760-0063　香川県高松市多賀町１－８－10
(TEL) 087-833-5811　(FAX) 087-835-7570
印刷・製本　株式会社 美巧社

ISBN978-4-86387-195-3C0023